糖尿病は動脈硬化を治療すれば治る

土田 博夫

東京図書出版

目次

1 どうして糖尿病は治る病気であるのに、
一般内科診療では治せないのか……？
また積極的に治さないのか……？ 5

2 そもそも糖尿病ってどんな病気で、どのように発症
するの？
どういう方法で糖尿病って診断するの？
かかるとなにが怖いの？ 19

3 糖尿病になる人とならない人のそもそもの違い 26

4 血糖値とHbA1cはどちらを大切に考えたらよい？ 44

5 糖尿病はどこまで治療成績が良くなったら治癒して
いると判断できるのか？ 47

6 完全に糖尿病を治す方法の解説。
当院での治療を頑張れば、インスリンを打っていて
もインスリンを止められてかつ、糖尿病を治せる 48

7 食事療法と運動の大切さ 54

8 ２型糖尿病は血糖値の上がり方について大きく２つ
のパターンに分けられる 57

9 LDLコレステロール値はかなり低いのに、血糖値の
上昇だけで糖尿病になり、かつ動脈硬化症を起こす

詳細な理由 58

10 糖尿病になっていない人でも、糖尿病の予防のために治療をすべき理由 62

11 糖尿病と中枢疾患の関係 68

12 当院の治療の体重減少効果について 71

13 どうして耳鼻咽喉科の医師が糖尿病を含め動脈硬化症を見つけやすいのか？ 73

14 糖尿病ではなくても食後の一時的な上昇だけでも、心筋梗塞や脳梗塞を起こすこと。血糖値スパイクの恐ろしさ 78

15 日本人における４つの血管パターンと様々な病気の関係性について。４つの血管パターンとはどういうもので病気にどういう影響を与えているのか？ 81

16 今流行りの炭水化物ダイエットの危険性とその落とし穴について 90

17 当院の治療を受けておらず、ba-PWV（血脈波）測定でたまたま血管年齢が正常と判断された人間と、当院で動脈硬化治療を受けた結果血管年齢が完全に正常化した患者さんの体は、実は全く別物である 95

18 糖尿病と整形外科疾患の関係について 101

19 糖尿病とさまざまな皮膚疾患との関係 106

20 ba-PWV（血脈波）「血管年齢測定器」検査の落とし穴について 112

21 健康診断の血液検査数値（正常範囲も含めて）を鵜呑みにしないこと 114

22 簡易血糖測定器を持って自分の血糖を測るメリットについて 123

23 糖尿病による肝機能障害は脂肪肝であり動脈硬化治療によってほとんど回復する 131

24 糖尿病患者さんや予備軍の患者さんの食事療法について 138

1 どうして糖尿病は治る病気であるのに、一般内科診療では治せないのか……？また積極的に治さないのか……？

この本のタイトルを見て、糖尿病患者さんのみならず、一般の方でも「糖尿病が治るなんて……それ本当？」と思われる方が多いと思います。

実は糖尿病を専門に扱っている医師の多くですら、そもそも糖尿病が本当に治る病気だとは思っていないのです。それは、糖尿病を扱う学会のいくつかのガイドラインを見ても、HbA1c（ヘモグロビンエーワンシー）が7.0〜8.0％あたりを目標値としていることからわかります。これから説明してゆきますが、この値ではとても「治った」とは言えないのです。

これぐらい HbA1c が高い（7％を超えるような数値である）と、動脈硬化疾患（脳卒中、脳梗塞、くも膜下出血、狭心症、心筋梗塞など）の悪化だけではなく、感染症にかかりやすかったり、癌が非常にできやすかったり、認知症になりやすかったりと、さまざまな合併症がかなりの確率で起こることが報告されています。

つまりこの数値を目指している程度では、患者さんは救わ

れないのです。この目標値で合格とすることは、「まあいろ
んな病気になるかもしれませんが、それは仕方がありません
ね」と言っているようなものです。

　ではどうして糖尿病を専門に扱っている医師はそれ以上に
血糖値を下げられないのか……。一般の方は不思議に思われ
るでしょう。

　実はこれには深い理由があるのです。

　それは2008年にアメリカ糖尿病学会が行ったACCORD
STUDYとよばれる有名な試験にあります。HbA1cが7.0～
7.9％の糖尿病患者さんを対象として、そのままのHbA1cを
保ってゆく維持療法と、積極的に薬を増量してHbA1cを
6.0％未満にもってゆく強化療法群で、脳心血管死にどのよ
うな影響があるかを検討したテストです。つまりどちらの方
が脳心血管系疾患（つまり動脈硬化症）を引き起こす可能性
が高くなるのか、という研究です。

　当然のことながら研究に携わった医師の多くは、血糖値を
より下げた強化療法群の方が良い結果が出るものと考えてい
たのですが、実際は強化群、つまり積極的に血糖値を下げる
試みをしたほうが、脳心血管死（動脈硬化症）が有意に増加
し、研究が途中で中止となったのです。この大きな事件が

あって、糖尿病を専門に扱う医師は血糖値を下げることに対して非常に慎重になってしまいました。これが現在の状況です。

どうしてそんな結果になったのかというと、実はその後の研究でも現在にいたるまで、残念ながら理由がわかっていません。そのために気の毒なことではありますが、糖尿病患者さんは満足のゆく十分な治療が受けられているとはいえないのです。

しかし、8ページのグラフを見ていただければお分かりいただけるように、当院の患者さんでは（重度の糖尿病患者さんも含め）何の問題もなく血糖値を下げていき、ほとんどの患者さんのHbA1cが5％台となっています。糖尿病の専門医でも当院のこの成果については理解しがたく感じるようです。

しかし、その方法は簡単なことなのです。

実は、血糖値だけを下げようとしても無理があるのです。

現在の糖尿病治療では、血糖値を下げることにしか注目していません。当院へ来られる糖尿病患者さんのそれまでの処方を見せていただくと、多くの場合で血糖値の治療しかなさ

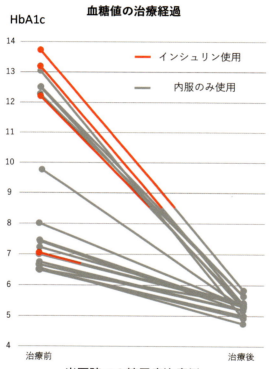

れていないことがわかります。

「医師からどのような食事指導を受けてきましたか？」「どのような生活指導を受けてこられましたか？」とお聞きしても、全く指導を受けていない方がほとんどです。

（もしかするとその医師は、どこまで血糖値を下げたらいいのか、どこまで下げたら正常と判断できるのか、それも分かっていないかもしれません）

「運動はしてくださいね。それから炭水化物はひかえめに。では血糖値を下げるお薬を出しておきますので一カ月後に様子をみましょう」

……これが一般的な糖尿病の診察なのでしょう。患者さんもどう頑張ったらよいのか戸惑われているかもしれません。

これでは患者さんの糖尿病は良くなるはずがないのです。

せっかく確実に良くしてゆける病気なのに、どうしてこんなことになってしまっているのか……それは残念ながら糖尿病の治療をされている先生方が糖尿病の本質をご存じないことが原因です。

私の答えを申し上げます。

糖尿病自体は動脈硬化症の大きな原因のひとつですが、い

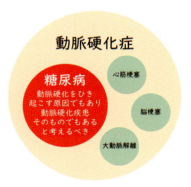

ざ糖尿病が完成してしまったら、糖尿病そのものを明らかな動脈硬化疾患として考えるべきなのです。

　ですから、動脈硬化症のもう一つの大きな原因であるLDLコレステロール値（悪玉コレステロール）とその他、中性脂肪や血圧の治療も同時に行わないと動脈硬化症は良くならない、つまりは血糖値（糖尿病）も改善しません。

　このことを多くの医師が理解できていないことが、糖尿病の治療で血糖値を十分に下げられなくなった大きな原因と考えています。問題となっているACCORD STUDYの論文を私も読みましたが、残念ながらこの論文の中ではLDLコレステロール値に関する詳細な検討は全くなされていませんでした。つまり血糖値だけに注目し、血糖値だけを無理に下げ

た研究であったのです。

　くり返しになりますが、糖尿病になること自体は血糖値だけの問題ですが、いざ糖尿病になってしまうとそれは血糖値だけの問題ではなくなるということをお伝えしたいのです。糖尿病自体が完全な動脈硬化症であると考えてください。

　血糖値が高くなって末梢の血管が動脈硬化症を起こしてくると、全身の血流が低下し、全身の代謝が悪くなり、当然のことながら脂質代謝（LDL コレステロール値も含め）も悪くなってきます。つまり LDL コレステロール値も血糖値の悪化に伴ってじわじわ上がってくることが考えられるのです。

　ここで、なぜ私が必死になって（糖尿病も含めた）動脈硬化症の解明を行うようになったかをお話ししたいと思います。

　ひとつは、私の専門分野は本来眩暈（めまい）・難聴で、以前から根本原因は動脈硬化症にあると考えており、この分野を解明しないと眩暈・難聴の患者さんは良くならないと考えていたことです。

　もうひとつは、実は私自身の身体の状態にありました。

私が新米医師だったころ、当時所属していた大学からの命令で田舎の病院に赴任し、耳鼻科は私一人で診察にあたっていました。月曜日から土曜日まで週6で午前中の外来診察をこなし、当時は今と比べて子供さんの来院も大変多かったため、午後に小児専門の外来を週2日、そして残りの午後を手術にあてていました（耳鼻科の手術ですから局所麻酔が多いものの、大きい手術だと全身麻酔となります。当時田舎の病院には当然麻酔科医はいませんでしたから、自分で全身麻酔をかけての手術となりました）。

　また、月に何度かは夜間当直があり、病院全体の患者さんの管理と救急外来を一人でこなしておりました。夜間にも多くの患者さんが来られ、一睡もできずに翌日の診療を行うことが常となっておりました。おまけに大学の教授からの命令で内耳に関する研究をそのすきま時間に行っており、全く休まるときがない状態が何年も続きました。

　当然のことながら身体が悲鳴をあげ始め、その病院の精神科の医師に相談したところ、「"燃え尽き症候群"、仕事を減らさないとだめになるよ」と忠告を受けました。しかしその当時の病院の状態では仕事量を減らすことなどとても無理でしたし、家内と相談して病院を離れて開業することにしたのです。

ところが結果としてこれが大きな間違いでした。

開業すると同時に患者さんの数はもっと増え、体の状態はますます悪くなっていきました。最悪のときは本当にしんどくて、10名患者さんを診ると、一旦診療をとめて5分ぐらい休憩をとらないととても診察ができないような状態にまでなっていました。そのころにはもう、医師を辞めようかと真剣に考えるほど追い詰められていました。

友人の精神科医の診察を受け、うつ病との診断で治療を開始、薬の内服とカウンセリングなどを受けました。さらに不眠や過度のストレス、運動不足、食生活の乱れなどから、いつしか糖尿病にもなっており、LDL コレステロール値は180 mg/dl を超え、体重もかなり増えて完全な動脈硬化症になっていたのです。

私の生家は動脈硬化症の家系で、父は56歳の若さで、多発性脳梗塞で亡くなっており、叔父も祖父も60代前半に脳梗塞で亡くなっています。このままでは私も同じ運命をたどる可能性が高いと感じ、一念発起して動脈硬化症を治そうと考えました。

毎年健診に来ていただいていた先生から、「コレステロール値が高いのでお薬を飲まれたらどうですか」、との助言をいただき、治療を開始しました。

13

ではLDLコレステロール値はどこまで下げたらよいのだろうか？

　また併存していた糖尿病はどうすればよいのだろうか？

　血糖値はどのようなお薬を使ってどこまで下げたら治ったと言えるのだろうか？

　驚いたことに、治療目標が全くわかりませんでした。そこで私はインターネットを使って世界中の論文を手当たり次第に調べました。もう10年以上前のことです。

　結果LDLコレステロール値に関してはCOSMOS STUDYという研究があり、80mg/dl未満にしたほうが心血管系疾患の治療効果が良いとの報告を見つけ、そこまでは下げたほうが良いだろうと判断し、スタチンというLDLコレステロール値を下げるお薬を飲み始めました。ところが探しても探しても（実は現在に至るまでそうなのですが）、もう一つの大事なポイントである血糖値に関する詳細な報告が全く見あたらないのです。

　読者の皆さんは驚かれるかもしれませんが、実はまだ、現在においても、世界は動脈硬化症の本質に全くたどり着いていないのです。問題はやはり血糖値です。

　どこまで血糖値を下げたらよいのか、どんなお薬を使えば効率的に下がるのか、そもそも糖尿病は治る病気なのか、どうして糖尿病は発生するのか……世界中で毎月膨大な量の糖

尿病に関する論文が提出されていますが、これらに対する答えは全くわかっていません。ですから当然のごとく、糖尿病患者の治療成果はあがらず、患者数は増加の一途をたどっています。

　私は、糖尿病はあくまでも動脈硬化疾患の原因でもあり、結果でもあるのだから、糖尿病が完全に完成してしまうと、動脈硬化治療（LDL コレステロール値、中性脂肪、血圧等の治療）を完全に行わないと血糖値は簡単には下がらないと考えています。動脈硬化症を改善する方向に持ってゆかないと当然の結果として糖尿病も良くならないのです。

　そうすると「動脈硬化症を完全に治せるなんて本当だろうか？」、ほとんどの方がそのように思われるでしょう。実のところ動脈硬化症は完全に治せるのです。
　その基準となる血糖値と LDL コレステロールの値を自分の体を実験台に解明いたしました（『新薬と臨牀』という医学雑誌〈第63巻、5号、2014年〉に発表しております）。

　これが、もう10年以上も前に私がたどり着いた『動脈硬化症完全克服』の方法です。

　その結果として、まさに人間の病気の多く（糖尿病も含め）が、LDL コレステロールの値と血糖値、主としてこの

15

２つに起因していることを突き止めたわけです。人間がかかる後天的疾患の多くが、たったこの２つに起因しているのです。非常にシンプルです。

　私は、ほとんどの病気（後天的な）の根本に動脈硬化症が絡んでいると考えています。

　こう断言できるのには理由があります。「解明」と言っても、人間は私も含めそんなに賢い動物ではありませんから、結果から原因を推測し、それを仮説として実際に証明していくことしかできません。

　私は眩暈・難聴を専門としておりますから、当然のことながら私自身の動脈硬化症の治療経験を眩暈・難聴の治療に応用していきました。このことに関する詳細は、2018年に出版した『すべての病気の根本に動脈硬化あり』という本の中で詳細に書いております。一度目を通していただければ動脈硬化症という疾患の本質がよくわかっていただけると思います。

　ところで、人間が抱えている病気は当たり前ですが眩暈・難聴だけではありません。当院で治療した眩暈・難聴の患者さんも、その他にさまざまな病気を合併されている患者さんがほとんどです。

眩暈・難聴の患者さんに対して動脈硬化治療を行い、その成果を上げていくと、患者さんたちからいろんなことを聞かされるようになったのです。

　例えば、頭痛が全くしなくなった、不眠症だったのに夜よく寝られるようになった、体の冷えが全くなくなった、風邪をひかなくなった、ひどい花粉症がかなり軽快した、喘息が消えた、アトピー性皮膚炎が消えた、関節リウマチの痛みが消えたなどなど……。さまざまな効果を、驚いた患者さん自らが報告してくださったのです。私もここまでとはと驚くばかりでした。

　このようなメソッドは世界中の医学教科書、専門誌にも全く記載がありません。この治療でどうしてさまざまな病気が治ってゆくのか、病気の分類別にさまざまな仮説を立てて一つ一つ証明してゆきました。こうしてここに、『糖尿病は動脈硬化を治療すれば治る』というタイトルの本が書けているわけです。

　しつこいようですが、血糖値をどれくらいまでコントロールできたら糖尿病が治ったと言えるのか、糖尿病は治せる病気なのか、実はそれすらわかっていない医師がほとんどなのです。大げさに聞こえるかもしれませんが、本当のことです。

　ここで正解を述べます。

LDL コレステロール値が80 mg/dl 未満、
最高血糖値が120 mg/dl 未満です。

たったこれだけです。

```
─────── 動脈硬化症完全克服の基準値 ───────
LDLコレステロール値　80mg/dl未満
最高血糖値　120mg/dl未満
```

極めてシンプルな答えでしょう。これが事実です。

　このたった2つの数値によってほとんどすべての病気やその方の寿命が決まっているのです。当院ではこの数値を目指し、日々診療を頑張っております（たったこれだけのシンプルな数値ではありますが、どれだけ医師が頑張っても患者さんの熱心な協力・努力がなくては達成できない数値であることを念のために申し添えておきます）。

　この数値を目指せば自然に糖尿病から脱することができます。その結果が8ページの図に示した結果です。たとえインスリンを打っている方でもインスリンを止め、完全に糖尿病が治ってしまうのです。つまり私が提唱するこの動脈硬化治療で、出なかったインスリンが普通に出るようになるということです。

2　そもそも糖尿病ってどんな病気で、どのように発症するの？
どういう方法で糖尿病って診断するの？
かかるとなにが怖いの？

　糖尿病の診断基準というのはいたって明快で、血液検査でHbA1cが6.5％以上、あるいは随時血糖値が200 mg/dl を超える場合とされています（随時血糖値とは、食事をした時間とは関係なく測定した血糖値のことです）。厳密に述べると、この検査結果が2回以上出ると糖尿病の診断となります。

　では糖尿病がどうしてそんなに恐ろしい病気なのでしょうか。

　動脈硬化症の大きな原因の一つですから、当然動脈硬化症をひき起こしてくることになり、その結果として脳卒中、脳梗塞、心筋梗塞、くも膜下出血、狭心症、不整脈など、血管系の怖い疾患をひき起こす可能性が極めて高くなります。そして、糖尿病ではない動脈硬化症の場合よりも何倍もその確率が高いのです。ですから恐ろしいのです。その他、特に癌にもなりやすくなりますし、肺炎などの重症の感染症で命を落とす危険性も出てきます。

そもそも血糖値が高いと細菌が死にません。

　私は耳鼻科医ですから、毎日細菌感染症と戦っております。患者さんによっては細菌感染が異様に治りにくい方がおられるのですが、そういった方の血糖値を測るととても高値であることが多いのです。そこで「炭水化物を控えてください」と指示しますと、治り方がまるで違ってきます。

　また、認知症やパーキンソン病等の慢性脳疾患や、関節リウマチやSLEなどさまざまな自己免疫疾患にもなりやすくなります。

糖尿病はなぜおそろしいのか

- 糖尿病ではない動脈硬化の人より、
  脳梗塞、心筋梗塞等の血管系の重大な疾患の可能性が何倍も高い
- 中枢神経疾患（認知症など）になりやすい
- 自己免疫疾患（関節リウマチなど）になりやすい
- そもそも血糖値が高いと細菌が死なない
- 結果、病気になりやすく、病気が治りにくい

　現在日本人成人の6人に1人が糖尿病であり、徐々に増加傾向にあります。糖尿病になると、上に掲げたようにありとあらゆる病気にかかる可能性が高くなり、かつ病気にかかると非常に治りにくいというのが特徴です。

　ご本人は「糖尿病です」、なんて軽く言われますが、実は本当に怖い病気であることをもっと広く知っていただくべきです。マスコミの責任も大きいと思います。もっとこの疾患

の本当の怖さを知らせるべきです。

　糖尿病になった方は普通の方と比べてさまざまな病気になりやすく、かつ非常に治りにくい、結果治療期間も長引くことが多くなり、つまりは医療費がかかります。糖尿病を治すことは、患者さんの体調が回復するだけでなく、昨今の高騰する医療費が削減されることにより国家財政にも影響するとまで考えています。

　現在の日本人の死亡原因は癌、脳心血管疾患、肺炎が主なものですが、何れも糖尿病があるとその死亡率はさらに高くなります。つまりこの上位の死亡者の中に多くの糖尿病患者さんが含まれているという事です。それほど糖尿病は重大な怖い病気なのです。皆さんもっと真剣に糖尿病の怖さを知っておくべきです。

　現代の生活環境では、糖尿病の遺伝子的背景（最近の糖尿病の論文では糖尿病患者の67％が糖尿病になりやすい遺伝子的素因を持ち合わせていると報告されております）がない方でもかかることが増えているため、生活態度を一度見直されるといいと思います。

　規則正しい生活をしているか？　睡眠時間は不足していないか？　食事は炭水化物を取りすぎていないか？　脂肪分の

多いもの、揚げ物ばかり食べていないか？　適度な運動はしているか？　テレビばかり見てゴロゴロしていないか？　スマホばかり見ていないか？　……現代人には見直す点がたくさんあると思います。

　ところで、先ほど述べましたように、現在HbA1cが6.5％以上の場合糖尿病と診断されていますが、糖尿病の治療を行っている私としては、この基準が理解できません。なぜならHbA1cが5.6〜5.7％を超えてきた段階で動脈硬化症がはっきりと増加してくるからです。

　ですから、血糖値に関してはHbA1cが5.6％を超えてくると危険ですよ、と提示したほうが一般の方にはわかりやすいと思います。何も6.5％という、かなりリスクが高くなるような数値まで待つ理由はないでしょう。「6.5％になるまでは糖尿病とは言わないんだ」、などと勘違いして生活を改善しないでいると、体にますます危険が及ぶだけで良いことは一つもありません。HbA1cが5.6％ぐらいまでなら、食事の炭水化物を少し控えるだけで簡単に血糖値は下がってゆきます。

　ではそもそも糖尿病はどのような経緯をたどって発症するのでしょうか。そのきっかけをこれから話してみたいと思います。

ある日いきなり糖尿病になるわけではありません（1型糖尿病を除く）。日本人の成人の研究では、軽度の食後高血糖から糖尿病になるまでにおよそ10年かかると報告されております。

　図に示したのは食後の血糖値の変化を記したものです。食後は腸から糖が吸収されて血液中の血糖値が上がってきます。

　私が10年前に気づいたのが、下図の中に示してある血糖値130〜140 mg/dl の『血管障害帯』です。

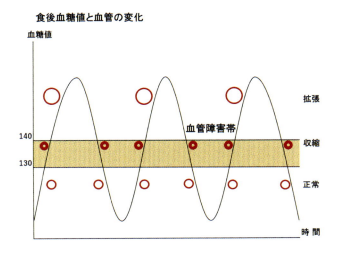

血糖値がこの部分を通過するときに血管が異常に収縮して血管内皮を傷めている可能性が非常に高いことに世界で初めて気がついたのです。この血管内皮障害が動脈硬化症を促進します。まずはちょっとした炭水化物の摂りすぎから始まります。

　通常であれば120 mg/dl 未満ぐらいで血糖値は推移するのですが、ちょっとした食べすぎで血管障害帯の130〜140 mg/dl に血糖値がかかってくると、血管障害を起こして血管内皮細胞が障害され動脈硬化症を起こし、血流が悪くなってきます。私は自分の治療経験から、この障害が一度起こると修復に2〜3日かかるとみています。

　その完全に修復しないうち、2〜3日以内に高血糖になって再び血管障害を起こすと、さらに動脈硬化症を起こし末梢の血流が悪くなってきます。これらを繰り返してくるとどうなるのでしょうか。

　膵臓の血管について考えてみましょう。膵臓の末梢血管が障害されて血流が悪くなってきます。するとインスリンを分泌しているβ細胞の血流も悪くなり、インスリンが分泌されにくくなってきます。インスリンが分泌されにくくなってくると、以前は同じ量の炭水化物を摂取しても120 mg/dl ぐらいに収まっていた血糖値が、そこまでに収まらなくなります。

これが高血糖値になってくる最初のメカニズムなのです。

　この状態がくり返し続くと、どんどん血管障害帯に血糖値がかかるようになってきて、一日３食とるとすると23ページの図に示したように血糖値の上昇時と下降時に合計６回血管障害を起こすようになってきます。明らかな食後高血糖を起こしていることになります。本当はこの段階で治療を開始したほうが良いのです。

　血糖値が上がるだけで身体の循環が悪くなってくるため、結果さまざまな器官の代謝が悪くなってきます。
　私がここで注目したいのはコレステロールの代謝です。もちろん食べ物の影響も大きいのですが、LDL コレステロールの代謝が悪くなり、コレステロールの値が上がってくると考えられます。この時点になってくると単に炭水化物だけを控えても元には戻らなくなります。この状態をずっと続けていると、確実に糖尿病になってきます。

　ですから糖尿病と診断されておらずとも、HbA1c が5.6％ぐらいになってくると要注意で、この時点で真剣に動脈硬化治療を考えるべきだと私は考えております。また、その際には血糖値だけでなく、併せて LDL コレステロール値を厳格にコントロールすることがとても肝要です。

3 糖尿病になる人とならない人のそもそもの違い

　そもそも糖尿病は血糖値が上がってきて、自分の力では（そのままの生活では）下がらなくなる状態をいいます。では同じ条件で生活している方が全員糖尿病になるかといえばそうではありません。やはり遺伝子的背景があります。

　最近の海外の報告では、糖尿病患者さんの67％は遺伝子的に普通の生活をしていても糖尿病になるようです。おそらく元々インスリンの分泌が悪いのでしょう。

　では残りの33％の糖尿病患者さんはどうかというと、結論から言うと、食べ過ぎ、運動をしない、睡眠を十分にとらない、ストレスをたくさん抱えている……こういう生活習慣要因がたくさん重なった結果糖尿病になっているということです。

　以前、NHKの『ためしてガッテン』で数人の方に協力していただき、一日の睡眠時間を2〜3時間に制限して1週間後に採血して血糖値を測ったところ、なんと全員200mg/dlを超えておりすっかり糖尿病になっていました。睡眠一つをとっても簡単に、そしてたった1週間で糖尿病になってしま

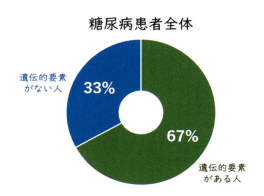

うのです。糖尿病はどなたにおいてもすぐそばにある、非常にありふれた病気(でも非常に怖い病気)なのです。

　また食事について、日本人の方はそうでもありませんが、外国人、とくにアメリカ人などは一食の食べる量が半端ではありません。あんなに食べ過ぎては糖尿になるのは当たり前だと思いますが、しかし彼らはインスリンの分泌が多く、日本人が思うほど糖尿にはならないのです。

　一方日本人は相対的にインスリンの分泌が少ない民族なのです。食事をして血糖値が上がってきたら自動的にインスリンが分泌されて血糖値が下がるのですが、分泌の量に加えて、インスリンの出方が遅いのも日本人の特徴です。ですから食後すぐにインスリンが出ないので、食後高血糖を非常に起こしやすい民族ということになります。その結果、動かな

いで炭水化物ばかり食べていると簡単に糖尿病になるのです。

これらのことから考えると、遺伝子的に糖尿病になりやすい方を除いても、日本人は糖尿病になりやすい民族と考えるべきです。

最近は生活が大変便利になり、さまざまな機械が多くのことをやってくれて手間が省け、何でもリモコンのスイッチを手元に置いておけば事が足りるようになってきて、できるだけ動かなくなる傾向が顕著になってきています。その結果どんどん糖尿病が増えてきているのです。現代生活をしていたら普通の人でも、どうしても糖尿病になりやすいのです。

人間の文化、進化はできるだけ便利なものを使ってしんどい労働から解放されようとしてきた歴史ですから、当たり前といえば当たり前ですね。糖尿病が必然的に増えるような運命をたどっていると思われます。

世界でも同様の理由で糖尿病がどんどん増えていっております。

お隣の中国もその傾向が顕著で、仕事で頻繁に中国へ行っている友人によると、最近は中国の方と話をする際に糖尿病の話がよく出てくるそうで、「日本のいい糖尿病薬を持って

いるなら譲ってほしい」とよく言われるようです。相当数の糖尿病の方がいるらしく切実な問題となっています（そのことは日本人でもあまり変わらないと私は思っているのですが）。

　少し話は変わりますが、最近日本人の中でかなり太っている方をよく目にするようになりました。女性でもかなり太っている方がいますね。私の若いころ、もう30〜40年ぐらい前でしょうか、男性も女性も中肉中背が多く、目立って太った方はほとんど目にすることがなかったと記憶しております。そう考えると現代の肥満は動かなくてすむ、食べ物がたくさんある……まさに現代病と考えます。

　インターネットで医療専門サイトを見ますと、海外や日本でも肥満については数多く論文や記事になっています。言っておきますが健康な肥満は絶対にありえません。まず糖尿病や糖尿病予備軍の方が非常に多いのです。

　私が述べた動脈硬化症改善の LDL コレステロール値（80 mg/dl）と血糖値（120 mg/dl）以上になると、人間はあまった栄養を全て脂肪としてため込むようなのです。
　大昔の原始時代のことを考えてみてください。食べるものがいつも十分にあったということはなかったでしょう。食べ物にありつけるときはしっかりと食べて、余ったエネルギー

を体にため込んだのです。体内に貯蔵する栄養物として一番理にかなっているのは実は脂肪です。なぜか。軽いからです。体内にため込んだエネルギーがそもそも重たければ次の獲物を獲るのに体が重くて動きません。それで一番軽い脂肪としてため込むようになったのだと考えます。

　それが現代では逆に内臓脂肪として体全体に害を及ぼしているのですから皮肉なことです。

　当然のことながら、当院で治療を受けられた方は全員もれなく痩せられますし、内臓脂肪がほとんどたまらなくなります。脂肪肝も改善できます。

　では余ったエネルギーはどこに蓄えられるのでしょう。これに関してはまだはっきりとした結論は得られてはおりませんが、私が推測するに、肝臓や筋肉の細胞内に、ブドウ糖が変化したグリコーゲンとして蓄えられている可能性が高いと思っております。これですとすぐにブドウ糖に変換してエネルギーとして使えますので非常に合理的です。

　脂肪をいっぱいためこみ太っている方は間違いなく、私の述べる血糖値やLDLコレステロール値は大幅に超えていることでしょう。事実どちらか一方ではなく両方高い方が多いのです。当然の結果として動脈硬化症がかなり進行します。上に述べたように、健康な肥満はないのです。

そう言う私自身も、開業してからあまりの忙しさ、スト
レスの多さ、睡眠不足、そのストレスによる大食いで、LDL
コレステロール値が187 mg/dl、HbA1c が6.5%、体重が93 kg
とそれはひどい状態でした。

　そもそも前述の通り、私は動脈硬化症の家系の生まれです。私の家族は私も同じく早死にするだろうと内心とても心配していたようです。あとで家内から聞きましたが、私が無事に60歳を超えられて、家族はとても喜んだようです。

　そのことについては、この動脈硬化症を解決する LDL コレステロール値と血糖値の数値を見つけたから良かったものの、もし見つけていなければ、同じ運命をたどった可能性が高かったでしょう。その上40〜50歳のころよりはるかに元気になったのですから、こんなにありがたいことはありません。

　現在の私の体重は65 kg、LDL コレステロール値50 mg/dl、HbA1c 4.9%、体脂肪率10%です。この成果を独り占めにしておくのはあまりにももったいないことです。ですから論文ではなく、一般の方の目にとまりやすいように出版というかたちで皆様にお伝えしようと思った次第です。

　ところで、私の父母両方の家系とも、動脈硬化症といえど

も血糖値に関してはやや高めという程度で、重度の糖尿病家系というわけではなかったようです。こういう家系の私でも、簡単に糖尿病になりました。

やや血糖値が高いという患者さんには、家系内に糖尿病の方がおられないかを必ずお聞きします。多くの場合どなたか糖尿病の方がおられることがほとんどです。つまり家系内に糖尿病の罹患歴がある場合はその因子が遺伝している可能性が高いため、将来にわたって血糖値に注目しておくべきでしょう。

これから、私が動脈硬化症について解明した経緯をさらに詳しくお伝えしたいと思います。

先に少し述べましたが、当時体はボロボロで、仕事をしてゆくのがやっとという状態のなか、自分の体に起こっている異常にようやく気づき、このままでは家内や子供を路頭に迷わすことになる……と一念発起して治療に専念したわけです。

しかし、世界中の論文のほか、糖尿病学会、動脈硬化学会、高血圧学会等さまざまな学会がありますが、そのどこにも「動脈硬化症は治せる」とは一言も書いてありませんでした。

結果論ですが医療の細分化でいろいろな科に分かれてし

まって、各科はその研究だけしかしなくなってしまったこと
が動脈硬化症の治療法発見の遅れにつながっていると思いま
す。糖尿病学会は血糖値だけ、動脈硬化学会はLDLコレス
テロール値を含めた脂質の研究、高血圧学会は高血圧だけの
研究、それぞれ別々に研究を行っていますから、総合的に研
究する体制にはなっていない、これが非常な弱点となってい
ると考えます。

　そういうわけで、私は自分で徹底的にやってみるしかあり
ませんでした。つまり自分の体を使って実験したのです。医
師は医師法上、自分の体の治療は保険が適用されませんの
で、すべて自腹です。自由にやっていい代わりに、起こった
ことは全部自己責任です。

　そうして悪戦苦闘した結果、LDLコレステロール値が
80 mg/dl 未満、最高血糖値が120 mg/dl 未満という結論に達
しました。
　最高血糖値の目標を120 mg/dl 未満と設定した理由は、先
に述べた130〜140 mg/dl の「血管障害帯」を避けるためで
す。

　どのようにしたらコレステロール値と血糖値を安定的に下
げられるのか、つまりどのようなお薬をどのように使うの
か、食事の内容はどのようなものがよいかを模索しながら、

どこまで血糖値を下げたら「治っている」と言えるのかを徹底的に検証いたしました。その結果が上にあげた数値です。

この数値に関しては私の個人的な研究結果であり、私が提出した論文のみの基準値です。この数値について信頼していただくためには、私自身の経過を見ていただくのが一番でしょう。

私自身の実際の体の変化です。

体重はかなり減り、93kgあった体重が現在65kgに。おなかの脂肪は全く消えてしまいました。

体調は非常によくなり、悪かった肝機能も正常化しました。

長く続けて診療業務をしても以前のようには疲れなくなり、風邪もほとんどひかなくなりました。

以前は滋賀県の百名山である伊吹山の一合目で眩暈や動悸がしてダウンしていた体が、現在では北アルプスの山々へゆっくりではありますがほとんど休憩せずに登れるようになり、空気の薄い3000m級の高地においてもほとんど息切れしません。

さらには、頻繁に起こしていた痔がまったく生じなくなったこと、爪の伸びる速度がやたらと速くなり切る間隔がとても短くなったこと、頭痛が全くなくなったこと、疲れても寝

ればすぐに元気になること、睡眠が非常に深くなり熟睡感が
得られること、顔が引き締まって見えるとよく言われるよう
になったこと……数えあげたらきりがなくなるほど、自分で
もびっくりするくらい自分の体が変わってしまったのです。
これは末梢の血管まできれいになって全身に血液が十分流れ
るようになったからなのですが、しかし当時はそれを評価す
る方法がありませんでした。

　私がその数値にたどり着いたのは10年以上前のことにな
りますが、眩暈・難聴が動脈硬化症と密接に関係していると
の報告は、1950年代から1960年代にかけて当時のソビエト
のローゼンという医師が論理的に論文で発表しております。
そんな昔から眩暈・難聴の原因が動脈硬化症であることを示
した医師がいたことは驚きです。

　ローゼンはいくつかの論文を提出しており、ここで少し触
れてみたいと思います。

　まず、民族的に動物性たんぱく質と脂肪をたくさん食べる
民族と、海に恵まれて魚をたくさん食べる民族の、動脈硬化
症の発症と難聴の合併を詳しく調べました。すると魚をたく
さん食べる民族の方が動脈硬化症の発症及び難聴の合併が少
なかったのです。そしてすごいことに、当時の囚人を使って
高脂肪食を食べさせる群と低脂肪食を食べさせる群に分け

て、動脈硬化症及び難聴の合併率について比較しております。やはり低脂肪食の群の方が動脈硬化症と難聴の合併が少なかったのです（当時だからできた研究です）。

　当時、動脈硬化症の原因は主としてコレステロールであると考えられておりました。しかし現在は血糖値の上昇も大きな原因であることがわかってきております。
　私は現在では、コレステロール値よりもむしろ血糖値の方が重要かもしれないと思っております。なぜかというと、血糖値の方が、性質が悪いのです。ちょっと気を緩めると簡単に上がってしまうのが血糖値です。テレビのコマーシャルを見ていても甘い物のコマーシャルが非常に多く、企業もそれで利益を得ているのですから仕方がないのですが、「甘いものは控えてください」などという言葉はテレビではあまり聞こえてきません。

LDLコレステロール値に関しては、現在は非常に効果のあるお薬がたくさん出ておりますから、内服すれば簡単に当院の目標値以下に下がりますし、一度下がったらかなりの高脂肪食でもLDLコレステロール値にはあまり影響しません。

　しかし血糖値の方は簡単ではありません。いいお薬はあるのですが、多くは血糖値を"下げる"薬ではなく、"上げないようにする"薬だからです。確実に血糖値を下げるお薬も

あるにはありますが、無理をして薬を増やすと低血糖発作を起こすリスクが高まります。服薬していても血糖値のコントロールが難しいのです。それに加えて炭水化物の誘惑というのはそこらじゅうにありますから、治療が難しいのは当たり前です。

図に示した血糖値のグラフですが HbA1c が全員著明に改

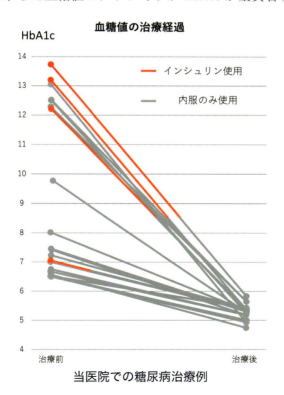

当医院での糖尿病治療例

善しているのがお分かりいただけるかと思います。当院の提唱する最高血糖値120mg/dl未満を守ってもらうとHbA1c換算でおおよそ5.1％以下になります。私のHbA1cですが、治療前は6.5％あり明らかな糖尿病でしたが、治療改善後は4.9％です。

　でも残念ながらグラフに示した患者さんのHbA1cは全員が全員そのようにはなっていません。どうしてでしょう？

　答えは簡単、炭水化物依存です。

　私としては厳格に取り組んでいただきたいのですが、炭水化物に関する考え方が甘いのです。言い訳ばかりしてちょこちょこ炭水化物に手を出されるのです。やはりこのような方が糖尿病になっているわけです。

　この難題については工夫が肝要です。私がどうしても甘い物が欲しいときは、トマトを買ってきて糖質0甘味料のパルスイートをたっぷりかけて食べています。十分満足できます。また、最近コンビニで見かけるのが砂糖を使っていないフルーツ味のノド飴です。これも非常によくできていて、ちょっと甘いものが欲しいとき簡単に満足感を得ることができます。糖質をかなりおさえたソフトクリームなんかもあります。

日本人の8.5人に1人が普通に炭水化物を食べていると糖尿病になってしまっており、遺伝的要素のない方、まだ発症していない方でも現代生活では糖尿病になりやすい環境になっていますから、日本社会全体でもっと低炭水化物生活に適したような食材を開発していただきたいと思います。

　現在でもパンなど低糖質のものが一部出ておりますが、消費者の足元を見ているのか値段が高めであるのが気になります。社会全体でもっと糖尿病に対して意識を高め、できるだけ医療費が要らないように国も国民も真面目に取り組むべきときが来ていると思います。その思いから今、私はこうして糖尿病の本を書いています。

　世界には糖尿病があふれているのですから、低糖質食材の開発は今後、日本の経済発展の大きな起爆剤になることは間違いありません。みな最後は自分の命が一番大切。元気に病気知らずで、長生きでき、いつまでも仕事ができたらこれほど幸せなことはないのですから。

　アメリカでは、少し前までは国民の健康のためにLDLコレステロール値と中性脂肪の改善に重点が置かれていましたが、現在ではもっぱら血糖値が注目されています。日本とはえらい違いです。

　私の娘は野生動物の腸内細菌の研究をやっており、ときどきアメリカに学会報告に行っておりますが、州によって多少

の差があるものの、ペットボトルのジュースやポテトチップスの袋が軽く1,000円を超えているそうです。つまり「これを食べるなら病気になる前提で先に医療費を払って食べてくれ」、ということでしょう。

くり返しお伝えしますが、コレステロール値の治療は簡単ですが、血糖値の治療は難しいのです。

ところで、前述いたしましたが、私自身の体のこととは別に、もう一つ動脈硬化症を解明したかった理由があります。それはこの動脈硬化治療を確立することによって、私の専門である眩暈・難聴の患者さんをできるだけ多く救いたかったからです。

現在、「眩暈・難聴の原因が動脈硬化症である」との考えを持っている耳鼻科医はほとんどいないでしょう。

一般のみなさんは、過去に（ローゼンの）論文で証明されているのだから、お医者さんはみんな知っていることなのでは？　と思われるかもしれませんが、現実は全く違うのです。世界の耳鼻科医の中でも、眩暈・難聴の原因が動脈硬化症であると真剣に考えているのは私ぐらいだと思います。私としてはかなり複雑な思いですが、過去の研究や実績が現在の医療に全く反映されていないのです。あまり医師の批判はしたくありませんが、これでは患者さんがかわいそうです。

40

眩暈・難聴については、私の体の著明な改善もあって、私の患者さんにも当方の治療を徐々に取り入れてゆきました。患者さんには症状が良くなるので喜んではいただいたものの、眩暈・難聴の改善は動脈硬化症が良くなっていることの結果である、ということをはじめはなかなか理解していただけませんでした。

　そこで導入したのがba-PWV（血脈波）という検査です。動脈硬化症の程度を血管年齢として正しく表示してくれるもので、最近の日本の「動脈硬化性疾患予防ガイドライン」でも信頼性のある検査法として記載されております。これを使って動脈硬化症の程度を客観的に示すことができるようになりました。そして当方の治療法を行えば100％血管年齢は正常化することがわかってきました。そこで初めて患者さんに動脈硬化症という病気そのものと、治療による改善を目で見て実感してもらえるようになったのです。

　この本を読んでいる方の中には動脈硬化症の方が多くいらっしゃると思いますが、自分はそんな怖い病気にかかっているのかなあ……とその自覚をはっきりと持っておられない方がほとんどでしょう。動脈硬化症の恐ろしいところは、何らかの明らかな症状が出ない限り、まったくと言っていいほど自覚できないことです。ゆっくりとじわじわと進行するため、とても気づきにくい病気です。

41

人間は非常に適応能力のある生き物で、ゆっくりと進行するために体が慣れてしまい、重大な症状が出てくるまで病気に気づけないことが多いのです。残念ながら、自覚症状がないうちに「自分は動脈硬化症である」と実感ができるのは、おそらく当院で治療を受けられた患者さんだけです。

　実際に血管がきれいになって全身に十分な血液が流れだすと、ご本人がびっくりされるほど体が楽に元気になります。残念なことですが「ああ、自分は病気だったんだ！」ということは、この治療を経験された方にしかご理解いただけないのです。

　当院の治療法は継続してもらう必要がありますが、継続することによるメリットはたくさんあります。

　体がどんどん元気になることはもちろんですが、治療の継続により末梢循環がだんだんと改善し、毛細血管が増え、膵臓の機能が改善してインスリンが十分に出るようになり、血糖値が下がりやすくなります。治療前は少しの炭水化物を摂っただけでも血糖値が跳ね上がっていたのが、あまり上がらなくなります。

　その結果として完全に炭水化物を控えねばならなかった方が少しずつ炭水化物を摂れるようになります（もちろん、遺

伝的要素等は治療で変えることはできませんから、際限なく炭水化物を食べてよいということではありません）。

　私自身が治療を開始してずいぶん経ちますが、それでも継続するほどにさまざまなことが良くなってくることを実感できるのです。今でも年々変化してゆくのがわかります。この本は主として糖尿病の患者さんのために書いておりますが、結局現代に動脈硬化症のない人間なんてほとんどいないのですから、糖尿病ではない方も是非実践していただきたいと考えています。

4 | 血糖値とHbA1cはどちらを大切に考えたらよい？

　結論から述べると、やはり血糖値でしょう。

　HbA1cというのはそもそもざっくりした数値です。血液中にある赤血球の成分であるヘモグロビンが高血糖に晒されると変性してゆき、HbA1cという物質に変わってゆきます。この変性したヘモグロビンが全体のヘモグロビンの中でどのくらいの割合を占めるかを示したもので、その検査時点ではなく、検査前3〜4カ月の赤血球の状態を反映した大まかな数値なのです。

　ただ、HbA1cは健診などでその方のだいたいの血糖値を推測するのには有効です。残念ながら最近の健診では空腹時の血糖値のみが測られていて、HbA1cが測られていない例を多く見かけます。このことについては大変問題意識を持っています。なぜなら空腹時血糖値に異常が出てくるなら、すでに糖尿病がかなり進行している場合が多いからです。

　そういう意味で、程度を把握するためにHbA1cも必要な検査ですが、治療に際してはやはり患者さんのその時々の実際の血糖値を測定するのが一番正確です。

当院では外来を受診された患者さんの血糖値をできるだけ頻回に測るようにしております。食後どのくらい経ってどれぐらいの血糖値なのか、また、何を食べた後の血糖値なのかを問診するとおおよそのその方の血糖値の状態がわかります。そういうわけで、当院の血糖値に関する目標値は、HbA1cではなく血糖値で示しています。

　HbA1cではなく血糖値を指標にしているのには、さらに以下のような理由もあります。

　最近、循環器の専門家の間で非常に大きな問題となっている「食後高血糖」あるいは「血糖値スパイク」への警戒です。

　これは非常に危険で簡単に心筋梗塞や脳梗塞を起こしてきます。これらは食後の短時間の一時的な高血糖ですから、数カ月スパンの状態を反映するHbA1cにはほとんど表れてこないのです。

　ひとくくりに食後高血糖、血糖値スパイクと呼ばれて大変危険な存在であることは認識されているのですが、ではどこまで血糖値が上がれば危ないのか？　その話は全く出てきません。当たり前です、まだ誰も判っていないのです。

　この本を読んでおられる方はもうお分かりだと思いますが、これはまさに130〜140 mg/dlの血管障害帯のことを指し

45

ています。ですから食後の血糖値が130mg/dlを超えてくるともう危ないということです。

　まとめると、健診などで大まかなその方の血糖値の状態をみるのにはHbA1cが適していますが、治療中数値として最も重視していくべきは、やはり患者さんの血糖値そのものであると思っていてください。

5 | 糖尿病はどこまで治療成績が良くなった ら治癒していると判断できるのか？

上にも述べてきておりますが、LDL コレステロール値が 80 mg/dl 未満、最高血糖値が120 mg/dl 未満の状態を維持できれば薬を内服していても糖尿病が治ったと判断できると考えています。内服も含め、血糖値だけの治療を行っているだけではこのようにはなりません。

この数値になれば、動脈硬化症が完全に治っていると判断でき、先ほどから述べてきた糖尿病にまつわるさまざまな合併症と完全に決別できるでしょう。むしろ普通に元気に生活されている方よりも体は元気になれますし、健康で長生きできます。

糖尿病患者さんの67％が遺伝的に糖尿病になりやすい因子を持っているわけですから、「遺伝ですから糖尿病になっても仕方がありませんね」、ではあまりにも気の毒です。薬の内服が続いていたとしても、動脈硬化症が治っている時点で糖尿病からは完全に解放された、という診断をしてさしあげたいのです。

47

6 完全に糖尿病を治す方法の解説。
当院での治療を頑張れば、インスリンを打っていてもインスリンを止められてかつ、糖尿病を治せる

　ここはやや専門的になりますので、むずかしい話は苦手だ、と思われる方はとばしていただいて結構です。

　ここではお薬のお話もしてゆきます。明らかに糖尿病であると健診等で指摘されている方のためのお話です。すでにどこかの医師にかかられている場合もあるでしょうし、全くの無治療の方もおられると思います。

　「糖尿病と診断されているのにどうして治療をしなくてよいのだろう？」と思われている方もたくさんおられるのではないでしょうか。

　現在の糖尿病ガイドラインでは目標値が細分化され、合併症の予防のためには7.0％未満、強化治療が難しい場合は8.0％未満が目標とされており、もちろん6.0％以下を目指して治療を進められる医師もいらっしゃいますが、このガイドラインのせいもあってか、HbA1cが7.5％ぐらいまできていてもあえて治療を行わない医師が日本にはまだたくさんいま

す。私からすると驚きですが、これが現在の日本の状態です。

　このような状況になっているのは、前述した ACCORD STUDY の結果が大きな影響を及ぼしているからに間違いありません。

　正しい目標を得て、動脈硬化症を治すことができた私が、ここにきっちりと治療法を書きたいと思います。

　まず血糖値を下げるためには、LDL コレステロール値を80 mg/dl 未満、できれば50〜70 mg/dl くらいにはしておきたいのです。

　LDL コレステロール値は人それぞれ異なりますので、薬の量はそれぞれ違いますが、使用するお薬はストロングスタチンという、体内での LDL コレステロールの合成を抑制するお薬です。それに必ずエゼチミブという腸からコレステロールを吸収する事を抑えるお薬を併用することです。これを使用しないと LDL コレステロール値が安定しませんし、食事内容で簡単に LDL コレステロール値が変化してしまうからです。

　この治療を行って LDL コレステロール値が安定的に目標値内に収まれば、いよいよ血糖値の治療の開始です。

絶対に必要なのがミグリトールという食後1時間の血糖値の上昇を抑えるお薬です。

　それと最近出てきたDPP-4阻害剤というお薬で、インスリンの分泌を増やすのと同時にストレス等で血糖値を上げる作用のあるグルカゴンというホルモンを抑制する作用を併せ持つ大変有効なお薬です。インスリンの分泌を増やすが、インスリンが十分にある時は分泌を増やさない、つまり低血糖をほとんど起こさない作用を持っていますのでどの方でも比較的安心して内服できるお薬です。

　それと追加で内服できる方は、メトホルミンという肝臓内での糖を新しく作る作用を抑制するお薬を使います。実は古くからあるお薬ですが、最近になってその優れた効果が再認識されるようになってきた、これも有効なお薬です（ただし、メトホルミンはときどき腹部の異常を訴えられる患者さんがおられます。このメトホルミンは飲めなくても上記の2つのお薬で十分治療は可能です）。

　これらのお薬を内服しながらどんどん炭水化物の摂取を減らしていってください。どれだけ減らしても大丈夫なのかと思われる方がおられるかもしれませんが、血糖値が高いときは、どんどん減らして下がれば下がるほどよいです。

　私は、人間の最適血糖値は75〜100mg/dlくらいと考えておりますから、お薬を内服しても血糖値が下がりすぎること

はまずありませんので、どんどん炭水化物を減らしていってください（ただし炭水化物を減らす代わりにたんぱく質や脂肪を腹いっぱい十分に摂る必要が出てきます）。

　それと並行して食後30分の血糖値を必ず測定してみてください。初めはどうしても血糖値が120 mg/dl 未満に下がらない方もいらっしゃいますので、その時はアマリールという純粋に血糖値を下げるお薬をごく少量使用して血糖値を確実に120 mg/dl 未満に下げてゆきます。

　LDL コレステロール値を下げるお薬も何種類かありますが、それぞれ特徴があり、どれも同じ作用というわけではありません。血糖値に関するお薬のDPP-4阻害剤もたくさんの種類が出ており、一般にはどれを使っても同じと考えられておりますが、私は自分自身の体を使っていろいろな種類のDPP-4阻害剤を試してきたところ、それぞれ癖があり、血糖値降下作用もそれぞれで全く違いました。私はこれらのお薬の組み合わせをどのようにしたらよいのかも熟知しておりますので、患者さんの状態により調整しております。

　そのほか、睡眠は足りているか、運動がしっかりできているか等、詳細な問診と身体のチェックを行いながら治療を行っており、確実に血糖値を120 mg/dl 未満に下げてゆきます。当院の動脈硬化治療でさらに有効な点は、動脈硬化症が

改善され全身の血流が増え、新しく毛細血管も増えることです。その結果、膵臓の血流も増えてインスリンを分泌するβ細胞にも血流が増えて、活性化することによりインスリン分泌が増えます。そうして、以前血糖値をすごく上昇させたようなものを食べても、そこまで上昇しなくなります。そして、炭水化物もある程度は摂っていただけるようになります。

　このことは元々インスリンを打っておられた患者さんが内服だけで正常になっていることから分かっていただけるでしょう。インスリンを使っておられた患者さんは当然、自己のインスリンが欠乏していたため注射をすることになった方であり、治った現在は、自己の血中インスリンが十分以上出ているのです。

　もっと専門的な話も書きたいのですが、一般の方には眠くなってしまうお話かもしれませんので、このへんにしておきます。

　はっきり述べたいのは、ほったらかしの糖尿病は絶対に治らないということです。

　専門的な医師が徹底的に患者さんと一体となって積極的に治療してゆかないと完全に糖尿病が治るところまでは持って

ゆけません。私が元気な体にたどり着いたのと同じ経過を患者さんにたどってもらわなければなりません。それには、実際の経験者である私からの適切なアドバイスも活かしていただければと思います。

　一緒に頑張っていただき、目標までたどり着いた患者さんは実際に体調の著明な変化によって、当院の治療の意味を実感していただけると思います。残念ながら、現在の日本の糖尿病治療の実態では、患者さんが気づいて自らが動くしか方法がありません。この本が、自ら動いてくださるきっかけになることを心より願っております。

7 | 食事療法と運動の大切さ

何度も述べてきましたが糖尿病になっている方の67％が遺伝的に糖尿病になりやすい因子を持っているので、一度糖尿病になった方は、改善したとしても残念ながら一般の人と同じように炭水化物を十分摂ってよいわけではありません。そもそも血糖値が非常に上がりやすい方なのです。

大切なことは、「自分はそういう因子を持っているのだから炭水化物は控えておこう」と決意することです。

そこからスタートです。かくいう私もそうです。夫婦で同じものを食べても、家内の血糖値は全く上がりませんが、私は驚くほど上がります。これは、そういうこととしてあきらめるよりしかたがありません。

現在の私の体の状態から言うと、当然ながら炭水化物にはかなり気をつけますが、少しの炭水化物は摂れるようになってきており、それほど不自由ない生活を送れておりますし、むしろ炭水化物を摂らないほうが体は楽だと感じるほどです。むしろ一般の人より健康であると自信を持って言えますので、とても満足しております。

当院の治療では最初はかなり厳格ですが、しっかり行って

いただければインスリンの分泌量が増え、遺伝的に血糖値が上がりやすい方でも多少の炭水化物は摂れるようになってきますので、きっと満足していただけると思います。なにせ炭水化物に気をつけるだけで、他の食べ物はお腹いっぱい好きに食べていいのですから。もちろんカロリーは全く気にする必要がありません。

いまだ現在の日本の糖尿病治療の主流がカロリー制限食で、これでは患者さんの体力がどんどん消耗してゆきます。あまり他の治療の批判はしたくないのですが、現在の一般的に行われている糖尿病治療は患者さんが頑張って治療に励んでも、その成果が結果としてなかなか反映されません。このような治療では患者さんも息切れしてしまいますし、長続きしません。それは患者さんにとって非常に気の毒なことです。

当院が治療の主流としている炭水化物ダイエットは今世界中で行われています。その基本となった有名なイスラエルの論文の紹介をします。

食事の内容をいくつかのグループに分けて糖尿病の経過をみた試験です。
わかりやすく述べると、「カロリー制限をした群」と、「炭水化物だけを大幅に制限してカロリーは無視し、その他の食

材は腹いっぱい食べてもらう群」です。

　結果は驚くことに炭水化物だけを制限した群が体重も減り、HbA1cも大幅に下がり体調が改善したということです。カロリー制限をした群のほうは、むしろ体調が悪化し、HbA1cが悪化するという結果でした。

　日本でもだんだんと炭水化物を減らす方向に向かっていっておりますし、糖尿病学会の中でも積極的に炭水化物ダイエットを推し進める医師も出てきております。

　当院の治療は、指示通りに治療を頑張ると動脈硬化症がかなり改善し、並行して血糖値も改善されるので、さまざまな検査数値が目に見えて良くなってきます。当然患者さんも頑張りがいがあるわけです。

　ここで強調したいのが、単に数値が良くなるだけではないということです。体の調子がすこぶる良くなってくることを、身をもって実感していただけますので治療も長続きしますし、やればやるほど体が元気になってきます。従って現在において最も理想的な治療と考えております。

8 2型糖尿病は血糖値の上がり方について 大きく2つのパターンに分けられる

　これはやや専門的なお話ですが、HbA1cがそこそこ高いのに、食後数時間経てば全くの正常血糖値に戻ってしまう方と、食後かなり時間が経っているのに、だらだらと血糖値が高くていつまでも下がらない方（当然HbA1cも高い）、この大きな2つのタイプに分かれます。どちらも動脈硬化症に及ぼす影響は同じで、どちらがましかという問題ではありません。

　この2つのタイプでは、治療に対するアプローチが全く異なりますので、当然処方する薬もかなり変わってきます。この点はひとつ頭に入れておいてください。

9 LDLコレステロール値はかなり低いのに、血糖値の上昇だけで糖尿病になり、かつ動脈硬化症を起こす詳細な理由

　動脈硬化症の原因の2つがLDLコレステロール値と血糖値であると何度も述べてきましたが、実は血糖値だけでもかなりの動脈硬化症を起こすことがあります。明らかな動脈硬化症を認めるのに、LDLコレステロール値がかなり低い方が実際の診療では少なからずおられます。

　では血糖値だけでどうして動脈硬化症を起こすのか？

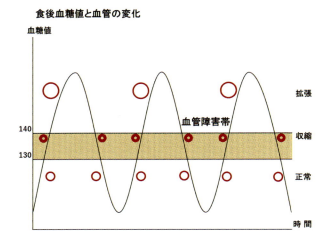

まず、LDL コレステロール値が80 mg/dl 未満でかつ、血糖値を上に述べた数値以内に抑えることができれば、血管年齢が確実に実年齢に戻ります。

　また、前述したとおり、血管障害帯は非常に怖いものであり、上にも述べた「血糖値スパイク」や「食後高血糖」なるものの存在自体が、私が見つけた血糖値130〜140 mg/dl の血管障害帯そのものであることを前置きします。

　LDL コレステロール値が低値であっても、血糖値が血管障害帯を行き来する、これだけで血管は障害されてゆきます。

　これにより末梢血管が障害されると、血液が末梢に十分流れなくなります。また、血管障害だけで血管は傷つき炎症を起こしてきますので、さまざまな炎症を引き起こす物質が血液中に分泌されてゆきます。

　末梢循環が障害されて血液が流れにくくなると、膵臓はどうなるか考えてみてください。

　血液がインスリンを出す膵臓の β 細胞にも流れにくくなり、その結果インスリン分泌が低下してしまいます。すると食後の血糖値はさらに上がってきます。そうすると血糖値が頻繁に血管障害帯を通過するようになり、血管障害が繰り返され血流が悪くなり、またどんどん血糖値が上がり血管の内皮細胞はどんどん傷つけられ炎症物質が集まり、動脈硬化症

59

がひどくなっていくという悪循環が生じます。

　それに加えて血管の主成分であるコラーゲンは高血糖に非常に弱く、長く高血糖に晒されていると断裂を起こしボロボロになってきます。これにも炎症細胞が集まりますので動脈硬化症は加速していきます。

　これが血糖値だけでも動脈硬化症が進行する理由です。

　ところで、血管の自己回復能力はないのでしょうか。
　これは私自身の体を見ていてのお答えですが、血糖値が上がったとき私がまず自覚するのが皮膚症状です。皮膚がかさついて足に湿疹ができてきます。これが私の（目に見えるわかりやすい）高血糖症状です。その後、血糖値が安定した状態を「２日ほど」維持できれば治ってしまいます。

　つまり、一度血管障害帯を通過して血管が傷んだとき、その後２日程度で血管を修復する能力が人間の体にはあることが想像できます。
　その２日を待たず続けて次々と高血糖を起こしてしまうと、どんどん動脈硬化症をひき起こしてゆきます。それが高じると糖尿病に発展します。

　学術論文によると食後高血糖の状態から糖尿病に至るま

でおよそ10年がかかるとの報告ですが、そうなるまでに血糖値を120mg/dl未満に再び維持できるようになれば、悪くなっていた動脈硬化血管が徐々に元に戻ってくるのです。

　これが血糖値をいつも120mg/dl未満に抑えられれば糖尿病が治ったと判断できる理由です。お分かりいただけましたでしょうか？

10 | 糖尿病になっていない人でも、糖尿病の予防のために治療をすべき理由

　糖尿病になっていなくても治療が必要な理由は、前糖尿病の状態であっても糖尿病である方と変わらず、高めの血糖値が体を害する作用は同様だからです。

　ちなみに HbA1c で言うと5.7〜6.4％が前糖尿病の部類に入りますが、もうこの段階でかなりの炭水化物ダイエットをしたとしても血糖値は下がってくれなくなっています。もう完全に動脈硬化症が完成しているので LDL コレステロール値を含め血圧などの治療も必要となり、服薬を必要とします。

　ですから、どうせ治療をしなければならなくなるのなら早めに行うべきなのです。

　当院で血管年齢が上昇して明らかな動脈硬化症を認める場合、血糖値だけに注目してどの程度 HbA1c が上昇してきたら疾患として表れるのかを検討したところ、5.7％以上と結論付けました。もうこの段階で治療すべきであると私は考えております。

　最近の中国の大規模調査でもこの結果と同じように HbA1c

が5.7％を超えてくると明らかに動脈硬化疾患が増えてくるとの報告がありました。明らかな糖尿病になってからではやはり大変なのです。

- 早めに自分の体に注意して炭水化物を控えること
- 適度な運動をすること
- 野菜を意識的に多めにとること
- 夜更かしせず早めに寝て十分な睡眠時間を確保すること
- 脂肪の多いものばかりを食べ過ぎないこと
- 肉よりは魚のたんぱく質が血糖値は下がりやすい

　少し身の回りのことに気を配れば、いくらでも健康な体を手に入れることができます。

　何度も言いますが動脈硬化症は自分でなかなか気づけない病気です。発作が起こって脳梗塞や心筋梗塞になったら大事な人生がお終いです。仮に命が助かったとしても、それ以降の人生は人様に御厄介にならねばならないですし、薬代も多くかかりますし、何より死ぬまで不自由な自分の体とお付き合いしなければなりません。こんなにつらいことはありません。後悔先に立たず、です。

　私の医院では少しでも様々な疾患の経過がおかしいなと思ったら、必ず動脈硬化症の検査を受けてもらっておりま

す。

　長年の経験から、「この患者さんは動脈硬化症がひどそう
だ……」、と一目見ればわかります。私が目をつけた患者さ
んはやはり血管年齢が非常に高いのです。
　ただし、そういう結果をお見せしても残念ながら自覚して
いただける方が非常に少ないのが現実です。のど元にナイフ
を突き付けられているというのに、そのまま放置されるので
す。残念な限りです。

　私の話に真剣に耳を傾けてくださり、しっかり治療されれ
ば確実に血管年齢が正常化して、危険な動脈硬化症から解放
されるのに、です。自分の大切な命をどう思っておられるの
か……私は大変不思議です。自覚症状がありませんから、お
そらく「まだ大丈夫だろう」と他人事のように思われている
のでしょう。

　私が早期の治療を勧めるもうひとつの理由は、HbA1cが
あまり高くなくても前出の「血糖値スパイク」の問題がある
からです。
　HbA1cが5.7％以上となると、食事のたびに血管障害帯
（130〜140 mg/dl）を通過するため、食事のたびに血管が障害
されて動脈硬化症がどんどん加速的に進行してゆきますの
で、当然ですが心筋梗塞や脳梗塞を起こす危険性が高くなっ

ています。

　そこまで血糖値が高くない方であっても、現代は容易に血糖値が上がりやすい生活環境ですから、薬を使うまででなくとも、炭水化物を少し減らすだけでかなりの効果があると考えております。

　最近のニュースでは有名人がまだ若い年齢で死亡される報道が目につくようになってきました。皆さんはそう思われませんか？

　近頃は「人生100年」などとマスコミでは言われておりますが、私は以前より、「現代人は今の年寄りのように長く生きられないと思う」と、周りの友人や家族には言ってまいりました。実際の毎日の診療を行ってみて、まだまだ若いのに動脈硬化症がかなり進行している患者さんが本当にたくさん見られるのです。その結果として、現在壮年期の方は早く亡くなってしまう可能性が高いことを簡単に推測できたからです。

　くり返しますが、動脈硬化症は自分ではなかなか気づけないのです。

「会社の先輩が出勤してこないので家に見に行ったら一人で

65

亡くなっていた。昨日は元気にしていたのに、びっくりした。まだ40歳だよ」
「先輩に年賀状を出したら、家族の方から返事が来て亡くなったとのこと。まだ50歳手前なのに……」

　そのたぐいの話を家族や友人などから頻繁に耳にするようになってきました。亡くなる直前まで元気にしていたのに、というパターンが多いようです。中でもひとりで亡くなっていたような場合、原因不明でしたら検死、事件性がある場合は司法解剖となりますが、その死因のほとんどは脳卒中、脳梗塞、くも膜下出血、心筋梗塞だそうです。いずれも重度の動脈硬化症の最終結果です。前日までピンピンしていても、それは突然に襲ってくるのです。私が10年前から不安視していたことが、まさに今現実となってきているのです。

　また、その他死因として多いのはやはり癌です。
　一昔前は癌なんて老人がなる病気だと皆が思っていましたが、最近癌にかかっている方の年齢が若くなっていると思いませんか？　20代や30代の癌患者が珍しくなくなってきました。

　先にも癌の原因は動脈硬化症、特に血糖値であることを少し述べましたが、糖尿病や前糖尿病の若年化、これが癌の増加にかなり影響しています。以前は癌保険のコマーシャルと

言えば、老人のモデルさんが一般的でしたが、最近のコマーシャルでは若い方がたくさん出演されています。この事からも若い年代にかなりの癌患者さんがおられるのだろうと推測できます。ですから上に述べたように若い方でも現状では簡単に命を落としかねない状態なのだという事を真剣に考えていただきたいのです。

11 糖尿病と中枢疾患の関係

　糖尿病が動脈硬化症と共に良くなってくると、全身に血液がよく流れ、新陳代謝が高まり、脳の活性も改善されるため、まず頭が非常にすっきりするし、体全体がすごく元気になり、疲れにくくなってきます。うつ的気分はケトン体の効果もあって消えてゆき、表情が明るくなります。

　先に私のうつ病の経験について述べましたが、患者さんも治療前は顔に張りがなく物憂げな、だらっとした表情をした方が多いのです。しかし、治療後、頭に十分な血液が行き渡るようになると自他ともにビックリするぐらい顔が引き締まってきます。恐らく顔面の筋肉に十分な血液が流れて筋肉の収縮が良くなるためと思われます。脳内の血流も増えるため表情も豊かになり反応が早くなります。特に高血糖は脳細胞には悪影響を及ぼします。

　認知症、アルツハイマー病、うつ病などいずれも高血糖が大きな原因である事は多くの論文が示しております。動脈硬化性認知症も動脈硬化症の原因の一つが高血糖なのですから血糖値が全てとは言いませんが大きな原因である事は間違いありません。

私個人の体についてですが、血糖値が110 mg/dl を少し超えてくると何となく頭がボーッとしてきます。今日は頭がさえているなと思うときは大体血糖値が75〜90 mg/dl くらいです。恐らく他の人でも同じような状態だと思います。

　先日もご夫婦で動脈硬化治療をされている70代の夫婦が診察に来られて、奥さんが「夫が2週間ぐらい前からボーッとしだして記憶があいまいになり変なことを言うんです」と言われたので早速血糖値を測ってみたところ、食後2時間以上経つのに140 mg/dl もあり明らかに高血糖を起こしている事がわかりました。
　そこで奥さんにご主人の血糖値を毎食後30分で120 mg/dl 未満になるよう炭水化物を少し控えてもらいました。2週間後に来られたときには全く正常に戻ったと報告されました。つまり回復の可能性も十分あるのだという事を一般の方々も知っておくべきです。

　パーキンソン病も現在は悪化を防ぐ治療しか行われておりませんが、当院では以前パーキンソン病の患者さんの治療経験があります。やはり血管年齢も高かったのですが、当院の治療を行い2カ月で著明な改善をした症例を経験しました。

　遠方から来られた患者さんですが初診時は体のひょろつき、前のめり歩行、手の震え、何にもまして表情が硬く典型

的なパーキンソン病でしたが治療後の再診時、表情はガラッと変わって明るく豊かになり歩行もしっかりして見違えるようになりました。

　当院は最寄りの駅から徒歩で10分くらいかかるのですが、前回の来院ではおぼつかない歩行で当院へ着くまでに20分以上かかったと付き添いの奥さんが仰っていたのに、再診時はご本人の「駅から走ってきました、5分でした」という言葉には驚かされました。

　恐らく様々な中枢性疾患がありますが、この治療はそれらに対しても効果が高い可能性があると考えております。

12 当院の治療の体重減少効果について

　ただ炭水化物を減らすことは、糖尿病の改善には有効ですが、それで動脈硬化症が良くなるわけではありません。それだけでは改善が実感しにくく、リバウンドを起こしがちです。そうなるとむしろ身体に危険が及ぶこともあります。

　昨年のアメリカでの70例の肥満者に対して行った試験の報告ですが、減量方法はいろいろで、カロリーを減らす方や、炭水化物を減らす方、運動を増やす方など様々な方を含んでの統計です。
　かなりの方が体重を減らすことに成功したのですが、この研究の目的は実はその後なのです。
　リバウンドがないかをチェックするための試験だったのです。

　結果はやはりさんざんで、90％以上の方が３カ月以内に元の体重に戻ってしまったのです。つまり、いかにリバウンドなしに体重を減らすことが難しいかを示しています。

　ところが一方、当院の治療では、動脈硬化治療を行うと無駄な脂肪が取れて体重がどんどん減ってきます。ビックリすることにほとんどの患者さんにおいて体重のリバウンドが全

くないのです。どうしてなのか？

　私の結果からの推測ですが、動脈硬化治療を行うと、体の改善を実感として感じられるとともに、脳血流が改善して満腹中枢に血流が増えて、空腹感を感じにくくなっているのだと考えられます（必要以上に食べたくなくなります）。

　そのため、前述したように不必要な内臓脂肪が取れて体重は確実に減り、その後よほどの炭水化物依存症がない限り、リバウンドが全くみられません。

　私自身（最高で93kgから現在65kg）、リバウンドもなく、とても安定しております。私の場合週に3日ほど30分くらいのウォーキングをしますが、それ以外は仕事が忙しいので出来ません。それでも体重は全く増えません。

　先に「健康な肥満はない」と述べましたが、肥満は動脈硬化症の塊です。是非とも動脈硬化症の治療を受けられて理想的な体重維持と健康な体を手に入れていただきたいと思います。

13　どうして耳鼻咽喉科の医師が糖尿病を含め動脈硬化症を見つけやすいのか？

　一般の方々は耳鼻咽喉科と言えば、耳、鼻、喉の疾患を診ている診療科、と単純に思われるかもしれませんが、実は全く異なります。

　私が専門としている眩暈・難聴は主として内耳疾患ですが、眩暈の原因は内耳だけとは限らず、それより奥の小脳や延髄という中枢神経が原因である場合が多いことも事実です。そのため単に耳だけではなく脳神経も守備範囲に入ります。

　この事から判るように単に耳、鼻、喉だけではありません。正式名は「頭頸部外科及び内科」という事になります。簡単に述べると、首から上の病気はすべて守備範囲になります。

　例えば当院へは頭が痛い、頭が重い、だるい等の症状の患者さんが多く来られますが、こうなると守備範囲は全身になります。つまり全身疾患の知識が必要になります。ですから患者さんは様々な症状で来院されます。そこで全身疾患のあらゆる可能性を考えて診療にあたっています。

73

こういうわけで、当院ではいろいろな疾患の可能性を考えて診断治療を行っていますが、きちっと診断出来て治療を行っていても回復が悪い、経過がおかしい等様々な事が起こってきます。その時点で動脈硬化症の存在の可能性を考慮します。

　ここで、動脈硬化症の知識がある場合とない場合では対応が全く異なってきます。
　例えば風邪をひいて急性副鼻腔炎を起こしたとしましょう。抗生剤を投与すれば多くの場合は１週間程度で回復しますが、なかなか治らない、この時点で慢性の可能性も考慮して抗生剤を慢性用の薬に変えてみます。これでもすっきりしない場合には、当院ではまず何か免疫が落ちるような疾患にかかっていないかをチェックして、何も出てこないなら動脈硬化症の可能性を考慮に入れます。その時点で患者さんに対して様々な質問をします。病気が治りにくくないか、血圧が上がっていないか、最近の体調など問診いたします。

　なぜこのような事を書くかというと、当院で動脈硬化症の治療を完全に行っている患者さんでは、まず風邪をほとんどひきませんし、ひいてもすぐに治ります。従ってほとんどの方が副鼻腔炎を起こされません。この事実が分かっていますから対応は簡単です。

多くの場合動脈硬化症による副鼻腔への血流低下で免疫が低下して治らないのです。一般的な耳鼻科の治療の場合この段階で手術をお勧めしますが、当院は異なります。何故か。手術をして鼻は良くなっても根底にある動脈硬化症はちっとも良くならないからです。

　話を元に戻しますが、実は耳鼻咽喉科で診る疾患の数は他の科と比べて相当多いと思います。そのため、その治療の経過で動脈硬化症を非常に発見しやすい科であることが言えるのです。

　例えばそこそこ元気な状態で内科へ健診に行き、診察を受けて何も異常な身体所見が出ていなければ「健康です、問題ありません」となりますが、実はこれが大間違いなのです。そんなに簡単に動脈硬化症が診断できるわけがありません。
　当院でよくあることですが、たまにふらつくのですが大丈夫でしょうか？　というような訴えで来られることがあります。聴力検査を行うと軽度の難聴を認めるものの、それ以外は一見なんともなさそうに見える方でも、血管年齢を測定すると100歳を超えてしまっているような方が結構おられるのです。

　こういった結果が出ても、よく言われるのが、「毎年人間ドックにも行き、脳ドックやペット CT を受けていて何もあ

75

りません、全く健康な状態ですと言われました」ということです。このような方でも、どうしてこんな事になってしまっているのか。

　上にも何度も述べておりますが、動脈硬化症はそんなに簡単には見つかりません。
　例えば脳に的を絞って述べてみますと、現在はCT、MRI等検査装置の精度も上がりいろいろな病気が診断できるようになりましたが、残念ながらそれらで動脈硬化症は診断できません。脳梗塞、脳出血やくも膜下出血でも起こさない限り判らないのです。

　残念ながらこれが現状なのです。ですから動脈硬化症を判定できるba-PWV（血脈波）による血管年齢測定は優れた検査であり、もっと一般健診に導入されるべきであると思っております。

　糖尿病になってしまうと、動脈硬化疾患だけではなく、肺炎を含めた感染症、中枢疾患（認知症、アルツハイマー、うつ病、パーキンソン病等）、自己免疫疾患、整形外科疾患（関節軟骨の脆弱、変形、易骨折性）……つまりほとんどの病気の大きな原因となります。
　感染症にしても、著者の体感として治療日数が3倍長くかかり、通常では効く薬が効きにくく、より強力な薬を使わな

いと治りません。こうなってくると、医療費をかなり無駄遣いしている、ということをもっと自覚するべきでしょう。

　当院においても様々な疾患で治療に来られますが、治療に手こずる場合はまず糖尿病を考えます。すぐに血糖値を測定し、高ければ血管年齢と詳しい血液検査をいたします。もし病気になって来られていなかったら、その後もしばらく糖尿病だとは判らなかったかもしれません。しつこいようですが、動脈硬化症と糖尿病はかなり悪くならないと判りにくいのです。何も症状が出ていない場合には（たとえ人間ドックに通っていようとも）見つけにくいのです。

　このような理由で、病気の守備範囲が広い耳鼻科で動脈硬化症や糖尿病が判りやすいのです。

14 糖尿病ではなくても食後の一時的な上昇だけでも、心筋梗塞や脳梗塞を起こすこと。血糖値スパイクの恐ろしさ

　何度も書いてきましたが、食後に血糖値が上がり130〜140 mg/dl を通過するときに、血管が急激に収縮して血管内皮が障害を受けます。

　私がこの事に気づいたのは10年前ですが、最近になってようやく注目されてきて、「食後高血糖」や「血糖値スパイク」と呼ばれるようになり、心筋梗塞や脳梗塞の重要な原因となることがわかってきました。
　糖尿病と診断されていなくても、血糖値が「血管障害帯」を日常通過していることだけで十分に危険な状態であるのです。

　特に食後に腹部や胸部に不快感があるような方は非常に危険なので、できるだけ早期に病院へ行って心血管系の検査を受けてください。
　一番確かなのは、エコー検査で内頸動脈を調べて、血管の内皮に動脈硬化症を起こしていないかどうかみてもらうか、または私が推奨する ba-PWV 検査での血管年齢測定です。

胸部不快感などの症状があれば、医師はたいてい心臓の冠動脈の血管造影や造影 CT を行うと思います。ここで万一冠動脈の明らかな狭窄が見つかれば、即危険であるとの判断でさまざまな治療が行われます。最悪はつまりかけている冠動脈にステントという管を挿入して、これ以上血管が詰まらなくする処置や、さらにひどければ血管のバイパス手術が行われます。とりあえずこれで命は救えますが、安心はできません。なぜならこの治療はとりあえずの危険を取り除くものであり、動脈硬化症自体を改善するものではないので、再度別の血管が詰まる可能性が高いからです。

　では幸いに冠動脈の造影検査や造影 CT で異常がみつからなかった場合はどうでしょう。
　一般の臨床医は「大丈夫でした、心配は要りません」とおっしゃられることが多いと思いますが、実はそうではない場合もあるのです。

　画像診断で全く異常が認められないのにもかかわらず、心臓の細かい血管が一気に詰まって死に至る微小循環心筋梗塞という病気があります。ですから画像診断に合格しただけでは危険はゼロというわけではありません。

　先ほど血糖値スパイクや食後高血糖という状態は危険性が高いと述べましたが、ではどのような血糖値の数値であると

79

危険にあたるのか、ということについては、現在の医学界では解明されていません。

　答えとしては私が導き出した130〜140 mg/dl の血糖値がそれにあたるのですが、現在のところあまり一般には知られておりません。この数値は、どなたでもいとも簡単に超えてしまいます。ではどうして全員がそういう病気にならないのか、不思議に思われるでしょう。次の項目で非常に重要なことを述べますのでしっかり理解してください。

15 日本人における４つの血管パターンと様々な病気の関係性について。４つの血管パターンとはどういうもので病気にどういう影響を与えているのか？

　まずは LDL コレステロール値の違いについて。動脈硬化症のもう一つの大きな原因ですね。この数値の大小が大きな影響を与えます。

　LDL コレステロール値が高い方は要注意です。LDL コレステロール値が高いというだけで、十分な動脈硬化症が完成していますから、かなり血管が狭窄していると考えてください。そこに毎食後の血糖値スパイクが襲ってきたら……簡単に血管が詰まってしまいます。脳梗塞や心筋梗塞の危険性が非常に高いわけです。

　一方、LDL コレステロール値がそれほど高くない場合は、比較的安心かもしれません。

　しかし次に述べることをご理解いただければ、LDL コレステロール値がさほど高くない場合も手放しで安心できないことがお分かりになると思います。最近の海外の報告でも LDL コレステロール値がそれほど高くなくても動脈硬化症のひどい方がおり、スタチンを投与すると効果がある、との報告もあります。

81

ここで述べたいのは日本人の４つの血管パターンについてです。

　みなさん日本人は皆、全く同じ種族であると思われているでしょう。しかしこの４つの血管パターンの事実を知ってからは、私は日本人といえども全く違う人種がバラバラに存在しているのだなと気にかけるようになりました。誤解を恐れずに言うと、人を見るとその外見で（この人は残念ながら短命だな）とか、（この方は長生きしそうだな）などと、だいたい分かるようになりました。

　パターンは、血管の太さやその特徴で４つに分かれます。

　まず血管がかなり太い方、この方は夏が苦手で汗かきですが、血管が太くて広い為に動脈硬化症がかなり進展しないと血管そのものが詰まってきません。ですから、少々血糖値が高くLDLコレステロール値が高くても比較的長生きの傾向にあります。その為体型はがっしりした方や、やや肥満気味の方が多いのです。

　次は、血管がある程度太く、暑さにも寒さにも血管があまり影響を受けない方です。このような方もかなり進行しないと動脈硬化症の影響を受けにくいです。比較的長生きするでしょう。

82

次は、血管が生まれつき細い方です。元々血管が細い為に寒がりで筋肉も骨も発達していません。ですから痩せています。このような方は残念ながらLDLコレステロール値と血糖値が少し上昇するだけで簡単に血管が詰まってしまいます。感染症にも弱く、動脈硬化症も簡単に進展して血管が詰まりやすいので相対的に寿命が短いのです（厚生省のBMIと日本人の寿命の関係に関する統計報告では、痩せていてBMIが低い方が断然寿命が短いのです）。

　最後は、暑いのも寒いのも苦手、という方で、このような方も血管が比較的細いのですが、加えて暑いと血管が異常に拡張し、寒いと血管が異常に収縮するというように、血管

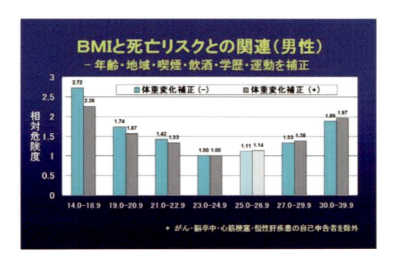

が温度変化に非常に敏感で、頻回に血管が収縮するためにLDLコレステロール値および血糖値の多少の上昇で簡単に血管が詰まってしまいがちです。

　たかが血管のちょっとした太さとその特徴で、死亡率に大きく影響するのです。後の２つの血管のパターンの方は、残念ながらいろいろな病気にかかりやすいのです。私は動脈硬化症の本質だけでなく、この生命にかかわる人間の４つの血管パターンも見つけました。

　このことに気づくきっかけになったのは私が専門としていた眩暈の診療です。

　毎年多くの眩暈患者さんを診察してきました。動脈硬化症

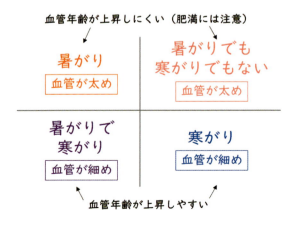

の治療法を確立させるまでは、眩暈発作がなかなかおさまらない方がたくさんおられました。当然おなじみさんがたくさんおられたわけですが、あるとき、患者さんそれぞれによって来院する季節に偏りがあることに気づいたのです。

今でも患者さんの数はどんどん増えていますが、おおよそ600人くらいになった時に、患者さんの来院季節とその患者さんの体の特徴及び問診記録を統計的に調査してみました。この調査の詳細な結果は、私の最初の出版物『すべての病気の根本に動脈硬化あり』に書いてありますので、興味のある方はご一読ください。

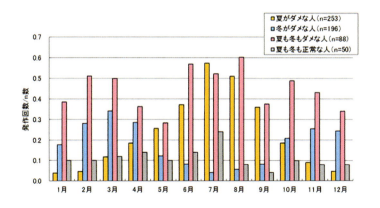

よってここでは簡単に述べますが、寒がりの方は眩暈発作が現れるのはほとんどが寒い季節、暑がりの方は暑い季節に発作が現れることがわかったのです。その統計結果を元に、４つの血管パターンがあることに気がつきました。

　そこで寒がりの方、暑がりの方、寒がりで暑がりの方、暑いのも寒いのも平気な方の４つのパターンでLDLコレステロール値だけに注目し、どの程度上昇したら血管年齢も上昇するのか、およそ1000人のデータを詳細に検討しました。結果は衝撃的なものでした。

　まず「寒がり」と「暑がりで寒がり」の血管が細めのパターンの方は、LDLコレステロール値が100〜110mg/dl程度の低い数値ですでに血管年齢が上昇しはじめることに気づきました。一般の健康診断では正常数値、むしろ優秀と判断される数値です。このレベルで動脈硬化症を起こすのですから、これで正常としていては何のための健康診断なのか疑問を感じてしまいます。

　一方、「暑がり」と「夏も冬も平気」の血管が太めの方は、LDLコレステロール値が140〜150mg/dl以上にならないとなかなか血管年齢が実年齢以上として出てきませんでした。幸せな方たちです。

LDL コレステロール値だけを比較しても基準としたい値としてはおよそ 40 mg/dl くらいの開きがあるのです。

　ですから、当院に来られる動脈硬化治療をされる患者さんの中で、寒がり、暑がり寒がりのこの 2 つの血管パターンの方はより厳格に治療を行わないと、なかなか血管年齢が正常化しません。それだけ注意を払って治療を行っております。

　最近は BMI が高い、太った方も死亡率が高いことがわかってきました。

　では上に述べた、血管が比較的太い暑がりの方、暑がりでも寒がりでもない方の平均 BMI はどれぐらいなのでしょう。当院で調査したこの 2 つの血管パターンの方でかつ、血管年齢が上昇していない方の平均をとったところ、25〜26 くらいでした。この数値を超えてくる肥満の方は LDL コレステロール値も高く、血糖値も高い方がほとんどです。BMI 値が高い方の血管年齢は当たり前かもしれませんが高くなっておりました。つまり血管が生まれつき太いので血糖値も LDL コレステロール値も相当高くならないと血管が詰まってこないので、動脈硬化症として現れにくく、当然かなり太ってこないと血管年齢も異常として出てきにくいのです。

　つまり BMI と死亡率の関係は 25〜26 を基準としてこれ以上、またはこれ以下になるほど死亡率が高くなっている事実

87

を示しているのです。最近日本でも太った方が増えてきていませんか？　という話をしましたが、太っていて健康ということはやはりあり得ないのです。

　逆に、痩せ型のBMIが低い人の死亡率が高いことも述べましたが、痩せた方の動脈硬化症が進むと体重はどうなるでしょう？
　そこで、こういった方の腸の血管を想像してみてください。動脈硬化症で腸の血管が細くなって詰まってくると、腸の中に栄養が流れていても栄養物が吸収できなくなります。つまりどんどん痩せていくことになります。元来寒がりの方で体重が減ってゆく、食べているのに太らない、という方は動脈硬化症がかなり進行している場合が多いので気をつけるべきです。

　私が言いたかったことは、最近はやけに太った方とやたら痩せた方が目立つようになってきていると思うのですが、どちらの方も、動脈硬化症が進行していると考えられるということです。私はそれだけ動脈硬化人口が急増してきていることを実感し、非常に心配しています。

　この心配は決して老人だけの話ではなく、子供や若者も当然含まれます。
　子供の動脈硬化症については別の機会に報告しますが、確

実に現代の子供さんも動脈硬化症に侵されています。

「人生100年時代」……現在の若者が今の老人ほど長生きできるでしょうか……。
　私の推測ですと元気で生きられるのがせいぜい60歳ぐらいまでかと考えております。それぐらい、現在の若者たちの健康について懸念しております。最近当院でも20〜30代くらいにかけての若者の受診が多く、頻繁に起こるうえに治りにくい頭痛、慢性的な体の不調、簡単な病気がなかなか治らない（例えば風邪をひいてもなかなか治らない）、等の訴えが多くを占めます。

　そこで血管年齢を測定してみると60〜70歳などと出ることも多く大変驚かされます。そういう状況をみると、とても長生きはできないのではと考えるに至っているわけです。実際若者の動脈硬化治療を行う機会が急速に増えてきております。先が長い人生ですから、皆さんがとてもまじめに取り組んでくださることは、私としてはありがたいことです。

16 今流行りの炭水化物ダイエットの危険性とその落とし穴について

　さて、ある程度動脈硬化症が完成してしまった状態で血糖値だけを無理に下げようとすることは非常に危険です。LDL コレステロール値を下げないまま血糖値を下げると、ACCORD STUDY と同じ結果（治療とは逆効果）をひき起こすことになります。

　特に LDL コレステロール値が高い方は非常に危険ですので、安易に自己流の炭水化物ダイエットをすることはやめていただきたいと思います。

　そもそも血糖値だけを下げても動脈硬化症が存在する以上、血糖値を 120 mg/dl 未満にコントロールすることは無理であると考えます。何故なら LDL コレステロール値が高いままでは血管に動脈硬化症が残存して膵臓に十分血液が流れませんので、インスリンの分泌が悪いからです。

　そういう事から、完全に血糖値を下げられなければ（常時血糖値を 120 mg/dl 未満にできなければ）、血糖値が頻回に血管障害帯に存在する危険性が高くなることが起こりえます。LDL コレステロール値による動脈硬化症が存在したまま、

血糖値が血管障害帯を通過していることになりますので、血管が一気に詰まってしまう恐れがあるのです（食後高血糖とか血糖値スパイクと呼ばれる現象のことです）。

巷には今流行りの炭水化物ダイエットについての出版物が出回っておりますが、それに乗って炭水化物ダイエットを行って、重大な心血管疾患をひき起こしても誰も責任をとってくれません。

以前、関東の炭水化物ダイエットの提唱者が心不全で急死されたことがありました。マスコミで大々的に報道されま

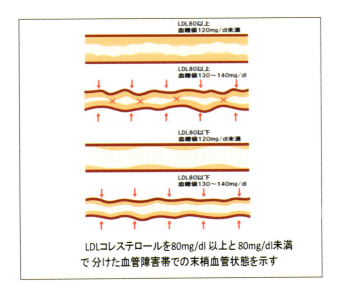

したが、その方の LDL コレステロール値はかなり高かったようです。まさに ACCORD STUDY の結果と同じことが起こってしまったわけです。

　それに関して、テレビに出ておられた女医さんが言っておられたインタビューの返答がすべてを物語っております。その方も一時、炭水化物ダイエットを頑張ってやっておられたようですが、ある朝ベッドで目覚めると、体が痺れて全く動かなくなってしまったという恐ろしい体験をしてから止めてしまわれたようです。その方の LDL コレステロール値もかなり高いということをご自分でおっしゃっておられましたから、やはり私が推測しているとおりだと確信いたしました。その女医さんが命を落とさなかったことは非常にラッキーであったと思います。

　炭水化物ダイエットをすること自体は悪いことではありませんが、自分勝手にやらずに必ず専門の医療機関にかかり、ご自分の LDL コレステロール値を確認すべきです。できれば当院が行っている ba-PWV で血管年齢を測定していただきたいのです。もしも LDL コレステロール値が高かったり、血管年齢が上昇していたりする場合は、きっちりと LDL コレステロール値を 80 mg/dl 未満に下げるようにお薬を処方してもらってから行うべきです。

それから、かかられている医療機関に相談して、信頼性の
ある簡易血糖測定器を購入していただき、日常的に血糖値が
120 mg/dl 未満に下がるようにコントロールすべきです。

　私の多くの患者さんを診察してきた経験から申し上げる
と、その条件下で炭水化物を減らしてもなお、なかなか簡単
には血糖値を安定的に120 mg/dl 未満に下げることができま
せん。このストレスの多い現代社会の中では、安定的に血糖
値を下げることは難しいのです。職場やさまざまな事による
大きなストレス、睡眠不足、不規則な生活スタイル、慢性的
な運動不足、不健康な食事など、これらはいずれも血糖値を
大幅に上げる方向に向かわせる要因となります。

　以前ある学校の先生の診察と治療をしていたときです。
　血糖値をきちっと測定していただいておりましたが、朝食
後30分での血糖値を測定すると100 mg/dl だったが、いざ学
校に行こうと思って家を出る直前に再度測ったら160 mg/dl
にも血糖値が上がってしまったそうです。それだけストレス
の血糖値に与える影響は大きいのです。

　現在では血糖値を改善するよいお薬がたくさん出てくるよ
うになりました。いずれも血糖値を上がらないようにするお
薬ですが、ストレス時に出てくる、いわゆるストレスホルモ
ン（グルカゴン、成長ホルモン、甲状腺ホルモン、ステロイ

93

ドホルモン等）の分泌を抑えるような作用があるものも出てきております。明らかな糖尿病のある方はこういう薬を有効に使用した方が良いと私は考えております。

　上に述べたように、炭水化物だけをむやみに減らしても血糖値は決して安定的に下がることはなく、動脈硬化症は改善しません。そればかりか上に述べたような危険性を孕んでおりますので、むしろ炭水化物ダイエットには近寄らない方が安全と申し上げておきます。
　それと炭水化物ダイエットだけをしたとき栄養面ではどうなのか、簡単に述べますと、さまざまなビタミン不足やミネラル不足を起こしてきて、かえって健康を害する場合が多いのです。この手のダイエット本には、上手くいった人のことしか書かれていません。ましてや私が見つけた130〜140 mg/dlの血糖値の血管障害帯についてはどの本にも書かれておりませんので、気を付けるべきでしょう。

　結論、うまく血糖値をコントロールするには専門的な知識を要しますので、素人が簡単に炭水化物ダイエットをすべきではありません。

17 当院の治療を受けておらず、ba-PWV（血脈波）測定でたまたま血管年齢が正常と判断された人間と、当院で動脈硬化治療を受けた結果血管年齢が完全に正常化した患者さんの体は、実は全く別物である

　血管年齢検査（ba-PWV）は動脈硬化症の進展を検査するのには簡単で、かつ、ある程度精度の高い検査ですので、日常診断で動脈硬化症を判断するにはとても有効であると思います。

　しかし、この血管年齢測定器は太い動脈まである程度動脈硬化症が進展しないと陽性と判断されません。つまり細かい血管の動脈硬化症までは正確に測定できない、という特徴があります。

　以前出版した『すべての病気の根本に動脈硬化あり』という本において、先天的な病気以外の後天的な病気のほとんどが動脈硬化症に起因することを証明したことについて述べました。

　例えば外耳湿疹なども明らかな動脈硬化疾患なのですが、血管年齢検査（ba-PWV）を行うと高率に血管年齢の上昇が

みられるものの、この疾患の患者さん全員がこの検査で異常を示すわけではありません。少数ですが正常に出る場合もあるのです。

　つまりこのことは、外耳湿疹は太い血管ではなく、細かい血管の動脈硬化症でも発症することを示しています。

　太い動脈の動脈硬化症が原因になるような脳梗塞、心筋梗塞等ではほとんどの症例で明らかな血管年齢の上昇を示しますが、実は末梢の細い血管の動脈硬化症だけでもひき起こされる病気は多いのです。ですから、当院でこの検査を受けられて正常と判断された方は、幸いにも太い血管は障害されてはいませんが、はっきりとした動脈硬化疾患が現れた以上は、細かい血管の動脈硬化症は確実にあるわけです。

　命を奪われるような重い疾患も、実は末梢の血管の動脈硬化症だけで起こってしまうのです。

　例えば自己免疫疾患や癌などです。自己免疫疾患の根本原因は、免疫機構が本来やっつけてはいけない自分の体を攻撃し始めることです。
　なぜそんなことが起きるのか？　答えは簡単です。自己、非自己を識別して免疫をコントロールしているのが制御性Ｔ細胞というリンパ球ですが、これが末梢の血管の詰まりで流

96

れにくくなることが基本的原因であると当院では考えております。

　なぜなら、当院で動脈硬化治療を受けられて末梢循環が完全に良くなると、自己免疫疾患の多くが治ってしまうのです。

　今までに治療してきた自己免疫性疾患は、重症筋無力症、ベーチェット病、慢性関節リウマチ、自己免疫性溶血性貧血、全身性強皮症、特発性肺線維症等ですが（なんせ当院は片田舎にありますから、そもそもそれほど多くの自己免疫疾患の患者さんがおられません）、私が治療を行った患者さんはLDLコレステロール値と血糖値の治療だけで全員著明な症状改善または完治しました。その結果として、この理論が正しいと考えています。

　また、癌もです。

　実際に癌患者さんを70例ぐらい調べた結果では、約8割の方に血管年齢の上昇および動脈硬化症を認めますが、癌は末梢の血管障害だけで簡単に発症してしまいます。

　人間は毎日細胞の新陳代謝を行っており、ものすごい数の細胞が壊されては新しい細胞に置き換わっているのですが、実はこの段階で細胞のコピーミスが頻繁に起こっているようなのです。一説では毎日5000個くらいの癌細胞ができてい

ると言われております。

　それではなぜ全員が癌を発症しないのでしょう。なぜ若い
人が癌になりにくくて、老人が癌になりやすいのでしょう。

　ここでも答えは同じなのです。
　動脈硬化症によって末梢循環が悪くなると、これらの癌細
胞をやっつけるはずの白血球やキラー細胞、リンパ球や抗体
が流れなくなるからです。この現象は太い血管の動脈硬化症
でなくても、末梢の細かい血管の障害だけで十分起こりうる
のです。
　以前、癌は圧倒的に老人の発症が多かったのですが、最近
は若い方の癌もかなり頻繁に見られるようになってきまし
た。つまり若者の中に、重度ではなくとも程度の軽い動脈硬
化症が増加してきているだろうことを示しているのだと思い
ます。

　事実、当院でコレステロール値と血糖値の管理がきっちり
できている患者さんには、若い方から老人まで全く癌を認め
ません。

　しかし残念ながら治療に不真面目な方もおられます。
　LDL コレステロール値に関しては薬を内服していただけ
れば、目標値内にコントロールできますので問題はないので
すが、問題はやはり血糖値です。治療に不真面目な方のすべ

98

てが血糖値のコントロール不足となります。これでは末梢循環まできれいになりませんのでいつ癌を発症してもおかしくありません。

　多くの読者の方はご存じだと思いますが、癌の餌はブドウ糖です。
　血糖値のコントロール不良はつまり、頻回の高血糖です。人体にとって、動脈硬化症による末梢循環不全に加えての高血糖は、癌に餌（糖）を与えることでダブルパンチとなるのです。「どうぞ癌になってください」という状態です。当然その方たちにはその事実を説明しておりますが、実感を伴わないせいか、なかなか理解してもらえません。

　カルテには最初にその可能性を記載しておいて、定期的に癌のチェックを行います。今までに数例の癌を初期段階で発見いたしましたが、いずれも動脈硬化症のコントロール不良例です。血糖値の高い方は癌になりやすいと考えていてください。それもわずかな血糖値の上昇で起こってきます。

　最近日本の国立がん研究センターが発表した興味深い論文があります。

　健診を行っている方20万例ぐらいを対象として、血糖値だけに注目し、HbA1cにしてどのくらいの数値なら癌にな

りにくいかを調べたものです。結果は HbA1c で5.0％以下と報告されていました。当院が目標とする5.1％以下とほぼ同じ数値です。健診の数値でこれ以上ある方はやはり癌の心配をすべきです。

　少し話がそれましたが、血管年齢検査（ba-PWV）の検査を行って血管年齢が正常と判断されても、末梢血管の動脈硬化症までは測定できないという話です。そういうことで、ただたまたま検査結果が正常値だった方と、当院の動脈硬化治療を行った結果、完全に末梢循環まできれいになって正常値が出ている方とでは同じではないということです。

18 糖尿病と整形外科疾患の関係について

　整形外科疾患と糖尿病が関係あるの？　と思われる方も多いのではないでしょうか。

　実は整形外科というのは骨と軟骨を主として扱っている科です。ここで骨と糖尿病の関係について詳しく述べてゆきたいと思います。

　まずは関節の軟骨について述べてみます。

　老人の代表的疾患、骨関節症についてお話ししましょう。特に膝が問題となりますが、膝の関節の両端の骨の周りは、しっかりとした軟骨がカバーしており、その軟骨の間に関節液がたまっております。この軟骨が次第にすり減って骨がむき出しになり、痛みが出てきて歩行が困難になってきます。

　どうして軟骨がすり減ってしまうのでしょう。年をとっても膝がしっかりしていてきちっと歩ける方もたくさんおられますが、そのような方とは何が違うのでしょうか。

　実は軟骨成分はほとんどがコラーゲンでできております。テレビのコマーシャルなどでよく耳にされるでしょう。あのコラーゲンです。

　コラーゲンというのは、実は高血糖に非常に弱いのです。

コラーゲンが長期にわたって高血糖に晒されると、コラーゲン組織がボロボロに脆くなってしまうのです。そして例のごとく、血糖値が高いと末梢循環が障害されるため、関節に血液が流れなくなります。人間は直立歩行をするため、膝の関節には相当の負担がかかります。私は誰しも膝の関節軟骨はある程度傷む可能性があると思っているのですが、末梢循環のおかげで修復がたえず行われているとも考えております。

　しかし高血糖に晒されて膝軟骨のコラーゲンが脆くなり、なおかつ修復に必要な末梢血流が流れなくなると、軟骨はどんどん障害されてゆきます。そのなれの果てが膝関節症と考えております。

　腰椎ヘルニアや頸椎ヘルニアも関節内にある軟骨が脆くなって潰れだしてきて、その横にある脊椎神経を圧迫することでさまざまな神経障害が出てきます。このような患者さんの血糖値を測定してみると、やはりもれなく高血糖がみられるのです。

　街を歩いていると足腰が悪そうな方や、腰や背中がまがった方をよく目にしますが、職業柄なのか（あーあー血糖値が高いのだなー）、とすぐ思ってしまいます。そもそも、関節やその間にある軟骨にゆく血流は元々かなり少ないので、一度変形したり、歪んでしまったりした関節はなかなか元に戻りません。これはいくら動脈硬化治療を頑張っても残念なが

ら無理なのです。若いうちから、つまり関節が実際に障害されてしまう前から、血糖値のコントロールをしておかねばなりません。

　次に骨の問題です。最近の老齢の方で骨粗鬆症をわずらっておられる方は比較的多いと思います。骨の構成は骨の外側の皮質骨と呼ばれるカルシウムが蓄積している硬い組織と、その内側にある海綿骨と呼ばれる網目状になった組織でできております。

　動脈硬化症が進行して骨へいく血流が悪くなってくると、骨の新陳代謝が悪くなってきますので、新しい骨が作られにくくなってきます。これが骨粗鬆症のそもそもの原因であり、骨質のカルシウムが減ってきますので、骨折などを起こしやすくなってきます。
　現在はこの骨密度を増やすお薬がいろいろと出ており、多くの方が内服されていると思います。はっきりと申し上げますが、これは原因が動脈硬化症でありますから、あまり薬の効果はないだろう、と考えております。むしろ異所性のカルシウム沈着などを起こして問題となっております。実際当院で動脈硬化治療をされると、骨密度が増えてきていると報告してくださる患者さんは少なくありません。

　ここで骨と糖尿病の本当の怖い話をいたします。

実は糖尿病と病的骨折は非常に密な関係にあります。もちろん上に述べた骨質のカルシウムの問題もありますが、もっと問題なのが骨の内部、つまり骨梁の問題なのです。

　骨梁の主な構成成分は実はコラーゲンです。軟骨のところでもお話ししましたが、高血糖と軟骨の劣化は密な関係にあり、内側にある骨質のコラーゲンも同様に脆くなり、やせ細ってしまいます。骨密度が薬のおかげで比較的保たれていたとしても、中のコラーゲンがボロボロでは、いとも簡単に骨折を起こしてしまうのです。

　私の親友の整形外科医に聞いてみると、病的骨折において、カルシウムやリン等で構成されている骨密度（骨の強度）に問題があるのが6割、内側のコラーゲンでできている骨質に問題がある場合が4割と教えてくれました。特に糖尿病ではこの骨質に問題のある骨折が多いのです。骨質がボロボロでは、レントゲンを撮って骨密度がしっかりとあるように見えても、簡単に骨折を起こしてしまいます。

　また、老齢の方がいったん骨折を起こして、そのために入院をしてある程度の期間横にならざるを得ないと、その後の復帰がとても大変なのです。そのまま寝込んでしまって再起ができない方が多くいらっしゃいます。

　老人が寝込んでしまう疾患の多くは、脳心血管病変、例えば重度の心筋梗塞や脳梗塞、脳卒中などの疾患ですが、実は

整形外科的疾患も寝たきりの大きな原因となっていることを
みなさんはご存じでしょうか？　足の骨折や変形、腰の骨の
骨折で動けなくなってしまうのです。手術が行われますが、
先ほど述べたように老齢の方が一度ベッドで寝込んでしまう
と、再び起きあがることが非常に難しくなり、そのまま寝た
きりになることが多いのです。

　脳心血管病変と糖尿病に関してはすでに述べましたが、寝
たきりの大きな原因となる骨関節疾患までも、糖尿病や高血
糖が基礎疾患であるということです。とにもかくにも、糖尿
病になると将来の寝たきりのリスクが非常に大きくなるので
す。

　ですから、できるだけ多くの方に治療法を知っていただ
き、糖尿病を克服していただきたいと願っています。

19 | 糖尿病とさまざまな皮膚疾患との関係

　ここまできますと、「皮膚科的疾患まで関係してくるのか」と思われることでしょう。

　皮膚疾患の代表的なものである、いわゆる皮膚炎が起こる原因をご存じでしょうか。恐らく皮膚科の専門の医師でもあまりご存じではないのではと思います。実は皮膚炎、例えば湿疹等の病気は、細かい血管の血管炎が皮膚に出てきている状態なのです。つまり体全体の中で、血管炎がたまたま皮膚を通して見える状態であると私は考えております。

　こう申し上げますと、皮膚科の先生は疑問を持たれるかもしれません。湿疹は皮膚の病気だろう、と思われているのでしょう。真菌や細菌性の皮膚炎以外の皮膚疾患のお薬は、ほとんどがステロイド製剤であると思いますが、ではなぜステロイドで皮膚炎が治まるのでしょうか？

　ステロイドは血管の炎症を抑えるだけでなく、かなりの血流改善をもたらし、血管炎が一時的に収まるのです。ただし効果は一時的です。ステロイドの効果が切れたら再び症状が出てきます。実はこの末梢の血管炎の原因の多くが動脈硬化症です。耳鼻科医である私がなぜ皮膚疾患のことを専門的に

書けるのかというと、当院にはさまざまな動脈硬化症の患者さんが来られ、初診時には詳しい問診と全身のチェックを行いますが、その際に皮膚疾患を患っておられる方が非常に多いからなのです。

その方に動脈硬化治療を行ってゆくと、その治療経過と共に皮膚疾患がほとんど改善してしまいます。そうして私は皮膚の炎症性疾患と動脈硬化症の関係に気づいたのです。末梢血管が動脈硬化症を起こして、血管の詰まりが出てくると血管自体が炎症を起こす、これが血管炎の基本です。

最近では血管の動脈硬化症と炎症の関係を CRP という指標で表せることを示された研究者がノーベル賞を受賞されました。CRP とは細菌感染や血管炎で上がる炎症の数値ですが、体のどこかに動脈硬化症が存在するとわずかではありますがこの CRP という炎症の数値が上がってきます。これを基準として動脈硬化症を判断するものです。

当院でも動脈硬化症の患者さんの本格的治療を 10 年前から行っており、治療前の患者さんの血液検査は詳細に行いますが、体のどこにも感染症がないにもかかわらず、CRP の数値の上昇を認める場合が多いことには気づいておりました。しかし治療を開始するとすぐにこの CRP の数値が下がってしまうため、かなり以前から動脈硬化症があると血管

が炎症を起こして CRP が上昇することを確認しております。

　皮膚疾患の話に戻ります。

　多くの皮膚炎はこの末梢血管の動脈硬化症による血管の炎症が皮膚に出てきている可能性が高いのです。そして、末梢血管が障害されることが多い疾患はやはり糖尿病なのです。特に皮膚疾患は血糖値が非常に大きな影響を与えているのです。

　私自身もコレステロール値をしっかりコントロールしておりますが、ストレスがかかったり不眠を起こしたりしてやや血糖値が上がると、すぐに皮膚に湿疹として現れます。特に足です。やはり体の端にあるため血流が悪くなりやすいせいでしょう。
　いったん湿疹が出てくると、その後血糖値を厳格にコントロールしても湿疹が治るまで2〜3日かかります。ですから末梢でも血管障害が起こり血管炎を起こすと修復するのに2〜3日かかってしまうことが考えられます。血管の炎症が治まる前に血糖値が再び上昇すれば、持続的に湿疹が現れることになります。

　当院で診察している湿疹は沢山ありますが、特に私が注目している湿疹は、アトピー性皮膚炎、外耳湿疹、乾癬の3つ

です。どの疾患も動脈硬化症と関係が深いとの論文は世界でもあまり見られません、まさか湿疹が動脈硬化症と……？と思われる方が多いのではと思いますが、これらの疾患をもつ方の血管年齢を測ると私が想像する以上に血管年齢が高いのです。

　特にアトピー性皮膚炎は小児から若い方にかけて比較的多く認められますから、まだ病気としての歴史が浅いために、高齢になってから体にどのような影響が出てくるのかがはっきりとしておりません。私の予想ですが、さまざまな動脈硬化疾患を起こす可能性が高いと想像します。

　もうひとつ、外耳湿疹ですが、私が医師としてまだ若いころはそんなに頻繁にお目にかかることはなかったのに、最近では壮年期から老齢にかけて多くの患者さんがみられるようになりました。

　血管年齢を測定してみると、やはり異常に高く、100歳を超えているような場合も少なくないのです。

　外耳湿疹は一般の湿疹と同じ分類に入ると思いますが、外耳道の中の皮膚は一般の皮膚組織と比較すると非常に薄く、血流も少ないために動脈硬化症の炎症として現れやすいのでは、と推測しております。また、外耳道の中なので、温度も湿度も高く、耳垢もたまりやすいことからより炎症を起こしやすく、その結果痒くなりやすいのであろう、と考えており

ます。

　老齢の外耳湿疹の患者さんの場合、高血圧などを合併されている場合が多いのですが、残念ながらご本人に著明な動脈硬化症であるという認識がないので、LDL コレステロール値や血糖値のコントロールがなされている場合はまず見かけません。読者のみなさんは、「少し耳がかゆいな」と感じられたら、要注意だと思ってください。

　事実、当院で動脈硬化治療を受けられますと外耳湿疹は完全に消えてしまいます（ちなみに私の感触としては、湿疹に関して LDL コレステロール値と血糖値のどちらが重要であるかと尋ねられたら、まず血糖値とお答えします）。

　さらには皮膚のイボ、腫瘤に関しても実は動脈硬化症が密接に関係しております。

　動脈硬化治療を行っていると、そういうでき物も消えて皮膚がとても美しくなってくる場合が多いのです。本来動脈硬化症がなくて血流がきれいであれば、そういう物ができないのだと思います。皮膚に血流障害が起きると血管炎が起きて炎症細胞が集まり、その部分の炎症性腫脹、線維化が起こり、腫瘤形成が起こる場合もありますし、血流障害の結果として細胞の変異が起こり腫瘍性細胞の増殖の原因となることもあります。

またイボはウイルスの繁殖によって形成される場合が多い
のですが、これも皮膚の局所の血流障害により免疫が低下し
てウイルスを殺せなくなり、ウイルスが増殖してでき上がっ
ているものと考えられます。

　このように、たかが皮膚疾患と思われるかもしれません
が、動脈硬化症の一つの症状であると理解していただける
と、ご自分の健康のバロメータとなることは間違いありませ
ん。動脈硬化症のない方の皮膚は非常にきれいなのです。

20 ba-PWV（血脈波）「血管年齢測定器」検査の落とし穴について

　脳梗塞、心筋梗塞、狭心症、脳卒中、くも膜下出血、末梢閉塞性動脈硬化症を起こしていれば、明らかに動脈硬化症があると判断されますが、これらの疾患の多くは一度起こってしまうとそれはもう大変です。後に残された人生を棒に振ることになりかねません。当然のことながら医療費は相当かかりますし、不自由な体で余命を過ごすことになります。そうならないためには、これらの発作を起こす前に未然に動脈硬化症を防ぎ、改善させることです。

　日本動脈硬化学会誌でも実際の診療で参考になる指標とされているのが、当院で行っている ba-PWV（血脈波）による血管年齢の測定と、エコー検査で内頸動脈の血管内皮の動脈硬化症による肥厚を観察すること、この２つです。当院ではより簡便な血管年齢を測定しておりますが、実はこの血管年齢検査にも落とし穴があることがわかってきました。

　確実にこの方は動脈硬化症がある、と判断して検査を行ってみると、予想に反して実年齢程度としか出てこない方がおられるのです。先にお話ししたように、太い血管まで動脈硬化症が進展していない場合には正常と出る場合が多いのです

が、明らかな脳梗塞や心筋梗塞等の疾患にかかっているような場合でもです。

　確実に太い血管までひどい動脈硬化症を起こしていることが明白であるのに、流石にこれはおかしいでしょう。

　このような方をカルテから拾い上げて100例ほど血液検査のデータを詳細に調べてみました。そこでわかったのが高い血糖値です。糖尿病の方が非常に多いのです。

　ではどこまで血糖値が上がっていたら血管年齢検査で異常と表れにくいのかも調べてみました。HbA1cで述べると、5.6〜5.7％を超えているような場合に、明らかに動脈硬化症があると臨床的に判断できていても、血管年齢は異常と出てこないようなのです。

　それはどういうわけなのか。

　整形外科疾患と糖尿病のところで出てきましたが、血管の主成分も実はコラーゲンなのです。高血糖に晒されてコラーゲンが断裂してボロボロになると、ba-PWVの検査では、柔らかくしなやかな正常の血管と区別ができないようなのです。ですから血糖値がすこし高めの方は、この検査を行って正常と出てきても、決して安心しないでください。このような場合はやはり臨床症状とLDLコレステロール値と血糖値、それにご自分の体の調子などをみて、総合的に判断すべきだと考えます。

113

21 健康診断の血液検査数値（正常範囲も含めて）を鵜呑みにしないこと

　健康診断結果を見るとき、動脈硬化症を判定するにはまずLDLコレステロール値と血糖値（HbA1c）に注目していただければよいのですが、通常、結果の数値の横に参考の正常範囲が記載されていると思います。それは最初に述べたように全く当てになりません。その数値が合格範囲であるだけで健康になれるなら、こんな本を書いておりません。その正常範囲を守って脳梗塞や心筋梗塞がなくなっているのでしょうか？　実際は増加傾向にあります。それが参考にならないという証拠です。

　また、その正常範囲数値も、実は血液を検査する検査会社によってばらばらです。
　例えば当方の県ではLDLコレステロール値の正常範囲は70〜139 mg/dl となっている事が多いのですが、隣の県から来られる患者さんの血液検査データを見せていただくと基準値が50〜110 mg/dl となっていることが多いのです。参考といっても、これだけ差があるものなのです。

　検査データの肝機能や腎機能は上昇していれば明らかに異常ですので参考にはなりますが、いずれも動脈硬化症に関連

して上がってくるものです。

その他、尿酸値も動脈硬化症とすごく関係が深いといわれ
ておりますので、結局のところ基本はやはりLDLコレステ
ロール値と血糖値に注目することだと思います。当院へ来ら
れる患者さんの中で、尿酸値が高いので尿酸値のお薬だけを
飲んでいます、といわれる方が多いのですが、そもそも動脈
硬化症に関連が強い病気なので動脈硬化治療（LDLコレス
テロール値、血糖値のコントロール）を行わないと意味があ
りません。

さて、動脈硬化症がある場合にどうしてこれらの健診の数
値が当てにならないのか、これから詳しく述べてゆきます。

まず動脈硬化症がある患者さんの腸の血管を考えてみてく
ださい。

腸の血管も動脈硬化症を起こしていますから血液の流れが
悪くなっています。たとえ腸内に栄養物が十分流れてきて
も、腸の血管が詰まり気味なら残念ながら栄養物は十分吸収
できません。その結果、血液中のLDLコレステロール値や
血糖値は低めに出るのです。

以前、血管年齢が高値に出る方のなかで、LDLコレステ
ロール値が80 mg/dl 未満の方にターゲットを絞って（このよ
うな方は非常に少ないのですが）まず血糖値の治療を行い、

最高血糖値を120 mg/dl 未満にコントロールしてもらって３週間後に再び LDL コレステロール値を測りなおしました。

　結果は、全員 LDL コレステロール値が100 mg/dl を超えていました。もちろん血糖値の治療やそれに使うお薬には LDL コレステロール値を上げる作用はありません。つまり血糖値のコントロールで腸の血管がきれいになり、LDL コレステロールの吸収が増えたと考えられるのです。

　つまり、これらの方の、動脈硬化症になる以前のもともとの LDL コレステロール値はやはり80 mg/dl 以上になっていたはずであることが推測でき、これも動脈硬化症をひき起こした原因となっているのです。

　LDL コレステロール値と血糖値のどちらか一方だけが原因で動脈硬化症を起こしていることは本当にまれです。血管年齢が上昇している場合は LDL コレステロール値も血糖値も高いのです。

　ですから、何も動脈硬化治療をされていない患者さんの血液検査はそのまま鵜呑みにできないのです。矛盾しているようですが、動脈硬化症が起きているときは、LDL コレステロール値や血糖値は実際より低く出ている可能性が高いと思われてまず間違いがありません。

ここで最近経験した老齢の鼻出血の患者さんの例を出して
みます。

　前回出版した本に、鼻出血と動脈硬化症のことを詳しく書
いておりますが、老齢の方で鼻出血があったときは、まず血
管年齢が非常に高く100歳をはるかに超えている場合が多い
のです。

　84歳で一人暮らしの方です。糖尿病がひどく HbA1c が
8.7％もありました。ほぼ無治療の状態で、LDL コレステ
ロール値は110 mg/dl でそれほど高くはありませんでした。
　血管年齢は100歳を超えており、年齢と重度の動脈硬化症
のためになかなか治療対象とはなりません。なぜなら老齢
の血管年齢が高い方の治療にはリスクが伴います。問題は
LDL コレステロール値です。血管をきれいにするためには
どうしても LDL コレステロール値を80 mg/dl 未満に持って
ゆかなければなりません。
　治療を開始するといきなり血管がきれいになって血が流れ
ますので以前と全く異なる血流状態になります。その時にふ
らつきや眩暈、立ちくらみ、頭痛など様々な症状が出てくる
可能性が高いのです。周りに家族がおられて面倒を見てもら
える場合はいいのですが独居では非常に難しいのです。

　そこでこの患者さんには止血剤を出して食事面の指導を行

いました。おかずはそのままで良いので、ご飯などの炭水化物を頑張って減らしてください、とお願いしました。幸い鼻出血も止まり、炭水化物も頑張って減らしていただき、血糖値が下がってきました。

　2カ月経って HbA1c が7.9％まで下がりましたが、その時の LDL コレステロールの値を見てびっくりしました。189 mg/dl でした。110から189 mg/dl まで上昇していたのです。

　この LDL コレステロール値では血管年齢が100歳を超えていて当然です。もちろん炭水化物を減らすことに LDL コレステロール値を上げる効果はありません。血糖値が改善され、血管が少しきれいになって吸収が増えることで、ここまで LDL コレステロール値が上がってしまうのです。この方の本来の LDL コレステロール値がこれくらいであるということです。

　現在動脈硬化治療においては、食事のコレステロール値はあまり影響しないといわれていますが、実際はこれほど影響を受けるのです。テレビで毎日流れているお菓子のコマーシャルを見ると、甘いものや脂肪分のかなり多いものが見られますが、このようなものをしょっちゅう摂っていたら知らず知らずのうちに血糖値が上がり、LDL コレステロール値も上がるのは致し方ないことでしょう。動脈硬化症人口がど

118

んどん増えていると思います。

　ところで現在当院で LDL コレステロール値の治療を行う
場合は、腸からのコレステロールの吸収を抑えるお薬を必ず
一緒に処方します。以前はスタチンというコレステロールの
合成を抑制するお薬のみを処方しておりましたが、なかなか
LDL コレステロール値が安定せず治療にかなり苦慮してお
りました。

　例えばある患者さんの LDL コレステロール値が120 mg/dl
だったとしましょう。動脈硬化治療を開始し、80 mg/dl 未満
になるようお薬（スタチン）を処方して2週間して採血をし
たら、LDL コレステロール値が140 mg/dl に上がっていたの
です。
　びっくりしてさらにお薬を追加しても全く LDL コレステ
ロール値が下がりません。血糖値も併せてしっかりコント
ロールしていました。そこで、一体この方の本来のコレステ
ロール値はいくらぐらいなのか把握しようと、思い切って薬
を全部中止して2週間後に血液を調べました。それは衝撃的
な結果でした。なんと LDL コレステロール値が250 mg/dl も
あったのです。これではいくらお薬を内服してもコレステ
ロール値が下がらないはずです。

　私も動脈硬化学会に所属しており、学会誌には「日本人に

119

は海外ほど LDL コレステロール値の高い患者さんはそれほどおられないのではないか」とのコメントが出ておりましたが、実際の動脈硬化症の診療の現場では頻繁に高 LDL コレステロール値の方がおられます。現代の食の欧米化から当然の結果ともいえましょう。

　最近のアメリカの動脈硬化治療のガイドラインで、ようやく LDL コレステロール値の治療に関して「吸収を抑制するお薬を使った方が良い」との報告が出てきましたが、当院ではこの薬を 10 年以上前から使用しております。つまりコレステロール値の治療によってむしろ上がってしまうコレステロールの吸収を初めから抑え込むのです。

　話が少しそれてしまいましたが血糖値に関してもこの状態と同じことが言えます。

　動脈硬化症が少し良くなると、今まで吸収できていなかった糖を余分に吸収してしまい、その結果血糖値が当然のこととして上がってきます。これにも対処していかねばなりません。LDL コレステロール値を下げるスタチンは血糖値を上げることもある、と報告されていますが、実際は腸の吸収増加に伴う血糖値の増加も考えなければならないと思います。

　このように、当院の動脈硬化治療目標はいたってシンプルなのですが、治療を行ってゆくと上に述べたようなさまざま

な課題が出てきますので、なかなか一筋縄にはいかないのです。

　また、血糖値の検査結果についても、例の食後の一時的な高血糖（血糖値スパイク）はほとんど血液検査（HbA1c や、当たり前ですが空腹時血糖値）には出てきませんので、やはり簡単に鵜呑みにしないほうが良いでしょう。

　もちろん LDL コレステロール値や HbA1c がかなり高い場合は問題ですが、気をつけないといけないのはむしろ数値がそれほど高くない場合です。

　こういう時に参考になるのはやはり自覚症状でしょう。食後すぐに気分が悪くなる、疲れが取れにくい、夜に十分に寝られない、肩がよくこる、指先が冷える、頭痛がよくある、皮膚に湿疹がよくできる、痔がよくできる等、さまざまな症状がありますが、いつもとは違う、変な気になる症状がある場合は、やはり動脈硬化症に特化した専門的な ba-PWV（血脈波）検査やエコーでの内頸動脈の血管内皮の肥厚を確認してもらう検査を受けるべきです。

　検診はもちろん大切で、胃癌検診、大腸癌検診、胸部の CT 検査は異常を見つけるためにとても有効な検査ですのでぜひ受けていただきたいと思います。

　（ここで余談になりますが、胸部の「レントゲン」ではなく「CT」と書いたのは、実は肺癌の初期はレントゲンを撮って

もわからないことが多いのです。毎年定期的に撮影して、経時変化を丁寧に観察すればわかる場合もあるのですが、やはり確実なのは CT でしょう。日本の最近の論文でも、癌検診で胸部の CT を活用することによって大幅に発見率が上がり、当然のことながら救命率も格段に上がったことが報告されていました。やはり胸部の癌検診は CT の時代だと思います。当然のことながら糖尿病の方は癌の発症率がかなり高いので、このことも知識として入れておいてください）

22 | 簡易血糖測定器を持って自分の血糖を測るメリットについて

　まず糖尿病を治そうと思ったら、上に述べてきたように血糖値をできるだけ120 mg/dl 未満に持ってゆく必要があるわけですが、どんな食べ物をどれだけ食べたら血糖値がどれぐらい上がるのか、どんな順番で食べたら血糖値が上がりにくいのか、徹底的に自分で調べるべきです。

　たくさんの糖尿病の患者さんを見てきて、血糖値ほど人によってそれぞれ異なる場合も珍しいと思います。食後どれぐらい時間が経った時が、一番血糖値が上がりやすいのか、これも人によってまちまちです。当院の治療目標は最高血糖値が120 mg/dl 未満ですから、そこをターゲットとして血糖値を下げてゆきますので、ご自身の最高血糖値がわからなければどの薬をどのように使ったら良いのかがわかりません。

　糖尿病には大きく2つのパターンがあります。

　まず1つ目は食後の一時期にものすごく血糖値が上がって、少し時間が経つと全く正常血糖値に下がってしまうパターンと、2つ目は食後に血糖値が上がりはじめて、時間が経ってもだらだらと上がっていてなかなか血糖値が下がって

こないパターンです。

　どちらのパターンも厳格な炭水化物ダイエットを行えば問題ありませんが、少しでも炭水化物が食べたいと思われる方はこの2つのパターンで全く治療方法が異なってきます。

　1つ目のパターンは食後の一時期の血糖値を集中的に下げます。2つ目の方が実はコントロールがしやすいのですが、食後の高血糖を上げないお薬のほかに少し長めに血糖値を下げるお薬をごく少量使用します。毎食前の血糖値を測っていただき、80〜100mg/dlくらいにコントロールできるようにお薬を調整してゆきます。

　そのお薬の調整の結果、血糖値がうまくコントロールされているかを知る、そのためにも血糖値を自分で測ることが非常に大切です。

　私の血糖値はこの2番目のパターンになりますが、だいたい食前の血糖値がいつも80〜90mg/dlくらいにコントロールできております。

　私のようにずっと血糖値を測って自分の体の血糖値の状態が把握できてくると、ぱっと前に出された食事を見ただけで、どのくらい血糖値が上がるかが即座に判断できます（もちろんできるだけ炭水化物は摂らないようにしておりますが）。LDLコレステロール値はいつも安定して下がっていますので、自分の体調の異変はまず血糖値が原因です。

124

しばらく安定して血糖値が下がっていても、季節の変化やストレスのかかり具合などで血糖値はやはり変動します。体調の変化があればまず血糖値が上がっています。非常に微妙なものなのです。当然血圧にもかなり影響します。

　当院の患者さんには毎日血圧を測定してもらっておりますが、血圧がやや高めになったときは血糖値が微妙に上がっているのです。そこで少し炭水化物の量を調節してもらうとすぐに血圧が下がってしまいます。ですから血糖値の測定を自分で行ってもらう必要があるのです。

　なるべく血糖測定器を自分で持たれて、ちょくちょく血糖値を測定することです。過去の論文の報告では自分で血糖値を測定される方は測定されない方に比べると明らかに血糖値の正常化に有意の効果があるようです。ただ測るだけなのですが、どうしても血糖値を見てしまうと本能的に炭水化物を制限するようです。そのためにも是非とも測っていただきたいのです。

　血糖測定器は標準的なもので１万円ぐらい。患者さんにはよく「高いな……」、と言われますが、それは糖尿病という病気の本質と、医療費のことが全くわかっておられない発言だと断言できます。最終的な動脈硬化症の改善にはやはり微妙な血糖値のコントロールが絶対に必要となってきます。

しっかりと120mg/dlを血糖値が下回ることができていれば大した病気もしませんが、少量の血糖値の増加が結局さまざまな病気を引き起こしてきます。風邪もひきやすくなりますし、いざかかると治りにくいので長時間薬を飲まなければならなくなります。血圧も高めになり本来内服しなくてもよい降圧剤も内服しなければなりません。さらには癌になりやすいのでさまざまな検査を定期的に行わなければなりませんから、医療費が相当かかってきます。

　血糖測定器の1万円どころではなく、とんでもない額の医療費を余分に払わなくてはならなくなるうえに、それで健康になれるわけではありませんので、患者さんのそのお言葉は私としては全く理解できないのです。

　ここで少し血糖値の薬の話をしましょう。

　血糖値を安定的に下げる治療薬の一つとしてDPP-4阻害剤があります。一般の糖尿病の論文でもDPP-4阻害剤はどのお薬でも作用は全く同じと書かれておりますが、実際は作用の程度や特徴がそれぞれで全く違いますので、当院ではできるだけその方にあった薬を処方するようにしています。

　自分が糖尿病でしたのでさまざまなDPP-4阻害剤を自分で試して、その血糖値降下作用や特性を自分の肌で感じ、検証しました。血糖値降下作用だけみても全く違います。

以前よく使っていた DPP-4 阻害剤を新しく出た薬に替えてみると、けっこう効くなという印象を持ったので、最高血糖値が120 mg/dl くらいでうろうろしている患者さんを対象として20例をその薬に変えて、血圧の変動を2週間の期間で調べてみました。変更前の平均血圧が128/80 mmHg あったのですが、薬を変更して2週間経った時の血圧は平均で110/72 mmHg まで下がっておりました。

　たった一種類の血糖値の薬の変更だけでこれだけ効果が違うのです。つまり変更した DPP-4 阻害剤はそれだけ安定して血糖値を下げているのです。

　私の強みは自分がひどい動脈硬化症と糖尿病であったことから、たいていのお薬はまず自分が試してみてその特徴を十分に把握していることです。もちろん、あくまで人はそれぞれ独自の体の特徴を持っていますので、全員絶対同じ反応とは言えませんが、異なる反応をされる方はごくわずかなようです。

　ここでインスリンを打っておられる方に特に伝えておきたいことがあります。

　インスリンを打っておられる方は、ほとんどの方が自己の血糖値を測定されていると思います（残念ながら多くの場合血糖値の治療だけをされておられます）。できるだけ頑張っ

127

ていただきたいことは、インスリンを打って、なおかつ血糖値を120 mg/dl ぎりぎり未満くらいになるよう、炭水化物の量をコントロールしていただきたいのです。

多くのインスリン使用患者さんは、血糖値が200〜300 mg/dl ぐらいある、非常に高血糖値の方です。ご本人に血糖値の測定についてお伺いするのですが、「毎日測っているがほとんど200 mg/dl を超えているよ」と平然と言われるのです。医師がインスリンを処方しているだけで、食事や血糖値の目標を全く告げていないということです。いったい何のためにインスリンを打っているのか、ご本人も処方した医師も全くわかっていないのだと思います。

最近、突発性難聴と激しい眩暈の高齢の患者さんが来られました。

糖尿病でインスリンを打っているとのこと、LDL コレステロール値は120 mg/dl、血圧は150/90 mmHg、降圧剤内服中、コレステロール値のお薬は全く出ていませんでした。血管年齢は非常に高かったのです。

老齢の突発性難聴はまず治りにくく、さらには血管年齢も高かったので、治療効果はあまり望めないかと思っていたのですが、ひどい眩暈が続くためにどうしても血管年齢を正常化しなければなりません。眩暈の薬の点滴を行いながら少量のステロイドを使用しました。大量にステロイドを使うと血

糖値が上がり、血圧も上がるために余計に治りにくくなります。

　この方は非常に真面目な方で、インスリンを使用されながら、炭水化物を制限して血糖値をできるだけ130 mg/dl を超えないようにされていました。まず LDL コレステロール値を70 mg/dl 未満に持ってゆき、インスリンを減らしながら血糖値を120 mg/dl 未満にもってゆくようにしました。

　結果、２週間で完全にインスリンを止めて7.2％あった HbA1c を5.2％までもってゆくことができました。その時点で血管年齢は正常化し、血圧も低下しました。そして眩暈は10日ほどでなくなり、幸いなことに聴力もほぼ正常まで戻りました。

　突発性難聴はまず１週間が治療のめどとなりますが、インスリンを止めるのに少し時間がかかりました（当院の治療法でもインスリンを完全に中止にもっていくには最低でも10日は必要だと思います）。しかしこの方が元々まじめに血糖値をコントロールされていたのが幸いしたのでしょう。受診時に血糖値が200〜300 mg/dl もあったとすると、インスリンを止めて正常血糖値にもってゆくのにはかなりの時間がかかっていたでしょうから、眩暈を止めるまでも相当の期間が必要となり、突発性難聴の回復はまず無理であったと思いま

129

す。

　つまり、ここで述べたいのは、たとえインスリンを打っていても炭水化物をうまくコントロールして、できるだけ血糖値が上がらないようにする事が大切だ、ということです。

　インスリンもいろいろな種類がありますから、主治医の先生とよく相談して、炭水化物を減らしてもあまり血糖値が変動しないようお薬を調節してもらうことです。そうすれば、あとは LDL コレステロール値を下げると一気に動脈硬化症が良くなるので、そこからは血糖値が下がりやすくなります。
　その結果としてインスリンも出やすくなりますので、早期にインスリンから脱却できるのです。ですから、インスリンを打たれている方こそ頻回に血糖値を測定して、できれば120 mg/dl くらいまでにコントロールしていただきたいと思います。

23 糖尿病による肝機能障害は脂肪肝であり動脈硬化治療によってほとんど回復する

　脂肪肝は非常にありふれた病気ですが実は肝硬変や肝癌へ進行する確率が高く、決して安心していられる病気ではありません。以前はアルコール摂取によるアルコール性肝障害に注目が集まりましたが、現在はアルコールを飲まないのに肝障害を起こす非アルコール性肝障害が世界中で注目されています。糖尿病の患者さんはこの非アルコール性肝障害の合併が一般の方に比べると非常に多いのが特徴です。

　当方の治療目的であるLDLコレステロール値80mg/dl未満、血糖値120mg/dl未満を達成すれば、身体に脂肪がほとんどつきません。逆に言うと、この数値を超える血糖やLDLコレステロールは全部内臓脂肪としてためられます。
　なにも肝臓だけに脂肪がたまっているわけではありません、内臓脂肪貯留の一部分として肝臓に脂肪がたまっているのです。糖尿病では血糖値が高いために糖のほとんどが脂肪に置き換わって蓄積されるのです。最近太った方をよく見かけるようになりましたが、甘いものや炭水化物の摂りすぎによる内臓脂肪の過剰蓄積が原因だと思われます。

脂肪がたまっただけ、と思われる方が多いと思いますが、実は脂肪が細胞に蓄積しますと、その細胞から炎症を引き起こすサイトカインという物質が放出されて全身の慢性炎症が起こり、動脈硬化症による血管の炎症とあいまって、血液中に炎症物質がたくさん流れることになります。

　これはどういうことを意味するかというと、血液中に炎症物質が多く流れると血液凝固系が亢進することになり、ちょっとの血流の乱れで血液が簡単に固まってしまうのです。ですから血液に炎症物質が流れていない方と比べると、脳梗塞や心筋梗塞を非常に起こしやすくなってしまいます。

　たかが肥満と思われるかもしれませんが、肥満は危険な状態であると断言します。

　お腹に脂肪がつきだしたら要注意と思ってください。

　血管の細いパターンの痩せ型の方では、動脈硬化症が進行して腸の血管が狭くなり、栄養吸収が悪くなるのでさらに痩せてくることが多いのですが、それでもおなかの触診をさせていただくと内臓脂肪が結構たくさんたまっている場合が多いのです。さらにCTで腹部内臓を調べるとより顕著に脂肪がたまっていることがわかります。そうなると当然のことながら脂肪肝による肝機能障害が多く認められるのです。

　遠方から眩暈で来られている年配の女性の患者さんの例を

挙げます。

　年齢はいっておられますが現役で仕事を頑張っておられる方で、当初血管年齢がかなり上昇しておりましたが、当院の治療で動脈硬化症は改善し、血管年齢も正常化してかなり元気になられたようです。細身の方で、とても内臓脂肪がたまっているとは思いもしませんでした。もちろん肝機能も正常でした。

　先日受診に来られて報告されたことです。毎年人間ドックにかかられ、以前から健康には人一倍気をつけておられたものの、内臓脂肪がかなりあり、肝臓も脂肪肝（一応肝機能は正常）を指摘されていたのに、今回の人間ドックで腹部エコーを行ったところ、全くきれいな脂肪のない肝臓になっており、腹部の内臓脂肪も全くなくなっていると健診の先生から告げられてびっくりされたようです。おまけに眼圧も正常に下がっていたようです。

　健診をされた先生もかなり驚かれたようで、「どこでどんな治療を受けてこんなによくなったの？」と何度も聞かれたようです。

　このことで私は、一見何ともなさそうな血液所見や身体所見でも、実際に画像診断をすると思わぬことがわかるのだなと改めて思いました。そして、この当院での治療法が要らない脂肪もしっかり取り除いてくれるのだな、ということを再

確認いたしました。

　その方が一番強調しておっしゃることが、
「血液検査データも良くなり画像診断をしてもらって血管が
きれいになったことはわかったが、当院での治療では、そん
なことよりも、体全身の細かい血管まで血流がいくようにな
ると、こんなに体が楽に軽くなるのだなと実感した。以前は
すぐ疲れていたのが全く疲れなくなった。よく眠れるように
なったし、少々無理をしても睡眠をとればすぐに回復する。
脳血流が改善して十分な血液が脳に流れるようになったから
なのか頭がすっきりして、ボーッとすることが多かったのに
それがなくなり、気分がすごく良くなった。又起きたときの
気分がすごく前向きになる……」

　このことは動脈硬化治療が完成した方は異口同音に言われ
ることです。病気が治るという事実ももちろんですが、自分
の体調がとてもよくなり、頭の中がすっきりしてきて、気分
が前向きになれる、そう実感できることが何より大切なこと
だと、私自身強く感じています。

　残念ながら現在の多くの治療は対症療法の域を超えており
ません。
　従って、病気そのものは治ったが、体が本当に元気になっ
ているかというと、必ずしもそうではないことが多いのでは

134

ないのでしょうか。

　残念ながらこれでは患者さんの治療に対する意欲、頑張りがききません。その点、当院の治療は全身の血管をきれいにして本来あるべき理想的な体を作っていき、併せて病気も治ってゆくという、対症療法ではない本道を行く治療であると自負しております。

　日本人の成人の6人に1人が糖尿病であるという現実を考えると、私ももっともっと頑張ってたくさんの患者さんを診察し、元気な成人を増やしてゆかなければと思っております。

　よく患者さんは、「私糖尿病なんです」と簡単に言われます。ご本人は理解しておられないかもしれませんが、お体はかなりしんどい状態だと思います。その状態に慣れてしまってわからないだけです。

　私自身が糖尿病の治療を経て、完全に糖尿病から回復した現在の自分の体の調子を以前と比べると、あまりの違いに愕然といたします。まさに病気知らずの身となりました。体のだるさ、疲れやすさ、頭のボーッとした感覚から解放されて、毎日が本当に快調です。是非患者さんにもこの感覚を味わっていただきたいのです。糖尿病患者の体のだるさ、疲れやすさは、実際味わった人でないとわかりません。

みなさんよくなってからおっしゃられることが、「糖尿病がひどかったとき、専門医からは HbA1c が７〜８％あっても『これで大丈夫です』と言われて、（こんなものなのかな……でも医師がそう言うのだから、こんなものだろう……）と勝手に自分自身を納得させていたが、実際よくなってみると、『あのときはよくあのしんどい状態で生活していたものだ』」というようなことであり、自分の体がいかに深刻であったかということを実感できるようです。
「糖尿病というのは怖い病気で、心血管疾患が多いとか神経までやられるとか、本には色々書いてあり担当の先生にもそういわれるのですが、その時の自分はそうはなっていないし、病気としての自覚もなくただ時間が過ぎてゆくだけだった」と多くの患者さんが言われます。

　医師は「怖い病気である」と言いながらも、このままの数値で良いと言うし、どうしたらよいのか、治療の正解は何なのか、糖尿病の治療を受けてこられた方はみなさん悩まれるようです。

　当院に来院していただいた患者さんは、血管年齢を測ると高値である方が多いのですが、その事実よりも目標の血糖値をしっかりと理論を含めて説明してさしあげることができますから、それまで悩んでこられた患者さんはとても安心されます。それでも「目標値に向けて頑張ればいいのですね？

それで糖尿病が本当に治るのですね?」と、念を押されることがありますが、「その通りです。頑張りましょう」と告げてあげると本当にほっと安堵されます。

　事実、私と二人三脚で治療を頑張られますと、体重が減り、HbA1c の数値がどんどん良くなり、それと並行して体の調子が劇的に楽になるので、改善を実感しながら取り組みを続けていただけるのです。

　現在の一般的な糖尿病治療の実情は残念なものです。できるだけたくさんの方（糖尿病でない方も）にこの本を読んでいただき、できるだけ長く健康ですごしていただきたい、これが私の切実な願いです。

24 | 糖尿病患者さんや予備軍の患者さんの食事療法について

　糖尿病治療で一番大切な食事についてです。

　どのような食べ物が血糖値を上げるのかについては、炭水化物ダイエットの第一人者である江部康二先生が多くの本を出版されておりその本の中に詳しく述べられていますので、一読されることをお勧めします。そこで、ここでは私自身がやってきた、それから患者さんに実行していただき実際に糖尿病が完全に治った食事法をできるだけ簡潔に述べてみます。

　まずくり返しますが、簡易血糖測定器を持って頂いて、どんなものを食べるとどれだけ血糖値が上がるのか、食後どれぐらいの時間が経つと血糖値が一番上がりやすいのかを自分で把握することです。

　基本的に HbA1c が6.5％を超える明らかな糖尿病の方は、血管年齢が確実に正常化するまでに、当院では約半年とみておりますが、完全に炭水化物を止めることが一番の早道です。

　最近の日本人の統計では成人の６人に１人が糖尿病だと報

告されており、その中の67％は遺伝的に糖尿病になりやすい人たちです。つまり普通の食事をしていても糖尿病になるのです。ですから、意識して炭水化物の摂取を大幅に減らす、それしか血糖値を下げる方法はありません。みなさんできるかどうか心配されるでしょうが大丈夫です。私が実際にやってきておりますから。

　一番気になることは、いかにして炭水化物を止めた場合に腹もちを良くさせるかでしょう。
　私の経験からおすすめしたいのは豆腐です。おかずの量はそのままにして、ご飯代わりに豆腐を食べるのです。豆腐の中では木綿豆腐が、一番栄養価が高く腹もちが良いです。厚揚げでもかまいません。

　私個人は木綿豆腐の厚揚げが一番です。油のせいでこってり感もあり満腹感が違います。木綿豆腐そのままはやはり淡泊なので少し物足りない感じがしますし、飽きがきやすいと思います。厚揚げは簡単にレンジで温めて醤油をかけて頂くのが一番ですね。
　それから揚げだし豆腐も結構いけます。ナスやインゲン、レンコン、ニンジン等を素揚げして、木綿豆腐もたっぷり油を吸わせるように長めに揚げて、だし醤油を薄めて漬けこんで食べます。今でもわが家の定番ですが、飽きがこず野菜も一緒に食べられておかずと主食として頂けます。出汁がきい

ていれば胃に入ったときに満腹感を感じますので、非常にお
すすめです。冬はあつあつの出汁で、夏は冷蔵庫で冷やして
おいて食べるとおいしいです。是非お試しください。

　常備菜として重宝するのはおからです。これも豆腐の搾り
かすですが、繊維質が多く栄養価も高いのでおかずとしても
主食としてもいけます。いろいろな野菜や鶏肉を具材として
入れて、油いためしてあっさりと醤油味にし、甘みはパルス
イートを少量使います。冷蔵庫に保管しておくと長持ちしま
すので重宝します。

　豆腐関係ばかりですが、最後に木綿豆腐の白和えもおすす
めします。ホウレンソウなどの葉野菜をゆがいて、絞って豆
腐とあえます。味付けは塩とパルスイートで、最後にゴマを
少し多めに使って混ぜましょう。これもおかずとしても主食
としてもかなりいけます。腹もちが良いのです。

　それからお肉も腹もちします。豚肉でも鶏肉でも赤身の牛
肉でも何でも構いません。ゆっくりと弱火で焼いて塩コショ
ウでもいいですし、私は焼き終わりに醤油と酒を少しかけて
少し焦げ目がつくようにして仕上げます。シンプルですが香
りも良くて、飽きることなくいつでもおいしく食べられま
す。
　油をひいて調理したたんぱく質（肉）を多めにとると、空

腹感がわきにくいです。LDL コレステロール値をお薬で下げていれば、バターやチーズをふんだんに使っても全く問題はありません。スタチンはよく作用するお薬ですから、LDLコレステロール値に全く影響しません。お肉はシンプルな素焼きが飽きませんが、ハンバーグにしてもいいですし、つくねとして頂いても満足感があるでしょう。

　次に安いのにとても栄養価の高い卵です。

　卵はたんぱく質、ミネラル、ビタミンなどが非常に多く含まれており、まさに栄養の王様です。「1日にどれぐらい摂っても大丈夫ですか？」とよく質問を受けますが、「できるだけたくさん摂ってください」と説明しております。以前は1日1個までと言われましたが、実は全く問題ありません。LDL コレステロール値が気になるかもしれませんが、お薬で下げていますから大丈夫です。むしろたくさん摂るべきです。なにせ栄養の塊ですから。

　私は1日に最低3個は食べるようにしております。老齢の方ほどたくさん食べていただきたいのです。どうしても歳がゆくと食が細くなりますので、少量で栄養価が高いものが望ましいのですが、卵はそれにうってつけです。

　ゆで卵にして多めに作っておいておやつ感覚で食べるとよいでしょう。わが家では和食の時は出汁巻きにしておろし大

根と醤油で頂きます。

　洋食系では、バターをたくさん使ってシンプルなオムレツにするのが私の好みです。卵だけのプレーンオムレツでも良いのですが、野菜オムレツもおいしいですね。玉ねぎやキャベツをスライスして先にバターで炒めて塩コショウを軽くしておいて、卵を混ぜて流し込み、半生状態で火を止めるのがコツです。オムレツを美味しく作るポイントは決して火を通しすぎないこと。やや生気味で火を止めて、余熱で仕上げるとうまくいきます。出汁巻きでもオムレツでも、夫婦2人で5〜6個の卵は使います。

　忙しい朝なら、味噌汁に野菜をたくさん入れて具だくさんにして、その中に卵を落としこんで固ゆでの卵にするとそれだけで立派な朝食となります。朝はパンとコーヒーという方が多いかもしれませんが、それでは全く栄養が足りません。炭水化物だけで、たんぱく質も脂肪もミネラル、ビタミンも全く足りません。是非一度試してみてください。栄養価抜群です。

　ここで注意ですが、血糖値が非常に高い方は味噌の種類に気をつけてください。概して関西の味噌は甘めで、これだけでもかなり血糖値が上がります。おすすめは八丁味噌や信州・新潟等の甘くないお味噌です。これらは血糖値をほとんど上げません。甘い味噌にはご注意を。

最後にお魚編です。

　LDL コレステロール値を下げておりますので、炭水化物
以外のものは何でも OK ですが、血糖値に最も効果のあるた
んぱく質はやはり魚です。
　血糖値を厳格に管理している私ですが、不思議なことがあ
ります。握り寿司を食べてもあまり血糖値が上がらないので
す。すし飯ですから炭水化物のほかに砂糖も入っているの
で、通常ならかなり血糖値が上がってもおかしくないはずな
のにです。どうしてもご飯類が食べたいときはぜひお寿司を
試してください。

　以前『ためしてガッテン』で、ご飯を食べる前に魚を食べ
ておくと血糖値が上がりにくいと放送しておりましたが、本
当にそのように感じます。ただし、生の魚の方が血糖値を上
げにくいようです。なぜなら穴子どんぶりやうな重を食べる
と血糖値はかなり上がりますので……。ですから刺身はすぐ
れものと思います。

　もし魚に火を通して食べる場合は定番の塩焼きにするのも
もちろんよいですが、バターソテーや軽く片栗粉をふって唐
揚げにするのもよいでしょう（もちろんできれば素揚げの方
がいいのですが）。

当方がなぜ油にこだわるかというと、同じものを食べるにも油が混ざっていた方が血糖値の吸収を大幅に抑えるからです。そういう意味では古来の日本食は血糖値が上がりやすいかもしれません。油を使った料理が少ないですから。

　例えばここに同じ量のご飯があるとしましょう。そのままご飯を食べる場合と、チャーハンにして食べる場合とではどちらが、血糖値が上がりにくいでしょうか？　答えはチャーハンです。

　意外に思われるでしょうが、理由は油と具材にあります。特に油が混ざると、炭水化物が胃に入ったときに体は吸収しにくいものが入ってきた、と思い、消化吸収のスピードをぐっと抑えます。その結果、急激な血糖値の上昇が防げます。つまり血糖値スパイクを起こしにくくなるのです。ですから食事に油は是非とも必要と覚えてください。

　しつこいようですが、LDL コレステロール値をお薬でコントロールしていれば油のことは心配いりません。

　ただし、最近問題になっているのは海外では制限が始まっている飽和脂肪酸です。

　動脈硬化症をひき起こす影響が高いと言われていて、現在使っているのは日本ぐらいではないでしょうか。お菓子にはかなりの確率で入っております。日本の政治はあくまでも企業向けで、国民の方を向いていないと感じます。自己防衛す

るしかありません。

　おすすめするのはオリーブオイルです。亜麻仁油なども優れております。オリーブオイルはミネラル、ビタミンをたくさん含んでおり、また油そのものの性質が非常に好ましく、中性脂肪も上がりませんし、理想的な油です。サラダ以外にもいろいろな料理に使ってください。

　私は海釣りが好きでよく魚を釣ってくるのですが、鮮度のいい時はまずお刺身で食べます。それからカルパッチョです。玉ねぎやセロリをスライスしておき、酢とオリーブオイル、塩でさっと和えて食べるのですが、これもおいしい一品です。

　火を通す場合はオリーブオイルをたっぷり使ってソテーにします。煮物にするときは酒とパルスイート、甘くない醤油、水でさっと炊き上げます。その煮汁で豆腐やゴボウ、白菜等をさっと煮たてて皿に一緒に盛りつけます。小魚はそのまま素揚げにして醤油、酢、少量のパルスイートで作った液に漬け込み、南蛮漬けにして食べると日にちをおいてもおいしく頂けます。

　現在世界中で一番健康的な料理は？　と聞かれると、私は地中海料理と答えます。日本料理ではありません。

　地中海料理のポイントは炭水化物が少なめで、魚介類の料理が多いこと、ナッツ類が豊富で、オリーブオイルをたっぷ

145

りと使っていること、どれをとっても理にかなっています。みなさんミシュランはよくご存じかと思いますが、星を一番たくさんとっている国はどこかご存じですか？　正解はスペインです。地中海料理のメッカです。

　最近WHOの報告では長寿国として日本を抜く可能性が高いそうです。しかも健康寿命も高いのです。なるほどと頷ける報告です。

　料理の内容が優れているのはもちろんですが、健康寿命が長い理由として、家族制度を挙げられていました。現在の日本のように家族がそれぞれ孤立しているのではなくて、昔の日本のように一族が同じ家の中や近所周りにいて、年寄りのそばに家族がたくさんいるということが挙げられていました。大いに参考にすべきです。

　食事もみんなが一緒に集まって楽しく行うようです。老人も毎日よくしゃべり、笑いも絶えないので認知症になる確率も低いのではないでしょうか。

　私個人の事実として、夫婦2人で静かに食事をするより、友人たちがたくさん来てワイワイガヤガヤと楽しい話をして食事をとると、不思議なほど血糖値が上がりません。大勢で暮らすことは面倒なこともありますが、人間の健康面からみるとプラスの面が多いと思います。

　次に、患者さんから外食時のことについてもよく聞かれま

すので、ここで少し述べてみます。

　家にいると炭水化物は自分でコントロールできますが、い
ざ外へ出てみて食事時間になったとき、一体何を食べたらよ
いのかということです。
　高級な料理店へ行くなら「炭水化物はいりません」、と伝
えればよいので問題ありませんが、問題は軽く済ませるとき
です。おすすめしているのは、近くにコンビニがあれば、大
抵魚肉ソーセージが置いてあるので、それを何本か食べるこ
とです。魚肉が主成分であるのでほとんど血糖値が上がりま
せん。これが一番安くすむ方法です。
　またファミリーレストランがあれば、そこでハンバーグス
テーキとサラダを注文するとよいでしょう。私は大抵そうし
ております。これも血糖値がほとんど上がりません。

　ですが、糖尿病の患者さんは思われませんか？　どうして
こんなに外食時の選択肢が少ないのだろうと。
　日本人成人の６人に１人が糖尿病だというのに、これだけ
炭水化物ダイエットが盛んに言われているのに、なぜこんな
に選択肢が少ないのでしょうか。日本社会全体で糖尿病が危
機的な問題だと言われているのに、国は全く動いておりませ
ん。社会全体でもっと考えるべきでしょう。炭水化物フリー
の食事をいつでもどこでも摂れるべきだと思うのです。自身
の経験からとても切実に考えている大きな問題です。

147

日本では少子高齢化でお年寄りがどんどん増えていっております。ご夫婦とも健在な場合は食事もある程度気をつけられますが、独り身になった時が問題です。

　夫が先立たれて妻が残られる場合ですと、大抵食事はご自分で作られると思いますが、ご主人が残された場合です。私もときどきコンビニに立ち寄ることがありますが、相当歳のいった男性が菓子パンとオレンジジュースなんかをたくさん買い込んでおられる場面を見かけます。これでは病気になって当たり前です。特に血糖値はひどいことになっているでしょう。

　歳をとって家にずっとおり、ほとんど運動をしないような場合は、基本的に炭水化物は要らないと言っても過言ではありません。

　コンビニが近くにあると動脈硬化疾患が有意に増加するとの海外の報告があるくらいです。ここからは私の提案ですが、コンビニを利用するご老人のために、もっと炭水化物を控えた食事メニューを考案して店内に置くべきだと思います。これだけでご老人の医療費がどれだけ削減できるか……すごい額になるに違いありません。特に認知症と癌は激減すると思います。

　私は自分で料理するのが大好きなのですが、現代の日本人の味に関する志向についてはとても気にかかっていることが

あります。テレビの食べ物の特集などでコメンテーターが述べる料理の感想がとてもひっかかるのです。もっと気の利いたコメントはないのかな……と思いますが、みな共通して「甘い、美味しい」と述べるのです。

　甘みが美味しいのではありません。日本において料理の美味しさとは「うまみ」をどれだけうまくひき出すかです。

　メディアのせいなのかはわかりませんが、外へ食事に出て食べるものすべてが、昔と比べてどれもこれも異様に甘いのです。皆さんは気になりませんか？

　これでは糖尿病が増えるはずです。出てくるお皿すべてが甘いと、もう途中で食べるのが嫌になってきます。しつこくなってお腹がもたれてきます。わが家では基本的に夕食を夫婦二人で作りますが、まずお砂糖はほとんど使いませんし、甘みがほしいときは日本酒を少し使いますが、それ以外は使いません。エビチリを作る時など、どうしても甘みが必要なときは、パルスイートを使います。

　どうして外食産業が甘みを増やしているのか、その原因に素材の事情があるのかもしれません。素材が美味しくないから甘みと塩分でごまかしているのだと感じます。

　魚はやはり鮮度が命で、冷凍物を使うならどうしても臭みを隠すために味でごまかさざるを得ません。お肉にしても素材が美味しくないなら甘辛くしてごまかさないと食べられま

せん（魚と同じく、肉に関しても生のお肉と冷凍ものでは全く味が違います）。

　その中でも特に私が気になるのは野菜です。私が若いころは田一反を借り受けて畑に作りかえて自分で有機野菜を作っておりましたから、その味は忘れませんが、とにかく美味しい野菜は柔らかくてうまみが多いのです。焼いても素揚げにしても、煮物にしてもそれだけでとても美味しいのです。最近のお店で売っている野菜が美味しくないのは、つまりちゃんとした肥料を使っていないということです。多くは化学肥料なのでしょう。繊維が硬くて野菜本来の美味しさがほとんど感じられません。
　ここで食材をけなしたいわけではありません。私が言いたいのは「その食材は健康なのか？」ということです。そのような食材には本来の栄養価が足りているだろうか？　と疑問に思うのです。

　そういう物ばかり食べていて、果たして人間の体は健康でいられるのでしょうか。
　最近の海外の報告で、有機の食材をどれだけ食べているか、４つのランクに分けてそれぞれの病気による死亡率を比較検討した論文が出ておりました。驚く事に有機食材をたくさん食べている群と食べていない群では寿命に大きな差が出ております。やはり人間の体は健康な食材を食べていないと

150

病気になりやすくなってしまうということです。是非参考にしていただきたいと思います。

　ではどうしたら良いのか。
　まず自分が現在口にしている食材が、人間の健康に必要な栄養素を十分に持っていないかもしれないという事実を理解していただくことが前提です。では食事の内容を全部有機のものに置き替えるのかというと、これはコストが非常にかかります。そこで手っ取り早いのが、マルチビタミン剤（ミネラル含有）を摂ることです。

　以前ある水族館に行ってイルカショーを見た後、飼育係の方とお話をすることができたので、イルカの食事のことについてしばらくお話を伺いました。経費削減のためにやむなく冷凍の魚を使用しておられるそうですが、必ずビタミンとミネラルをサプリメント剤でしっかり補給しているそうです。そうでないとたちまち体調が悪くなり病気になるそうです。

　いまや人間世界は冷凍保存の技術が進歩して肉や魚、果ては野菜まで冷凍物が沢山出回っていますが、栄養に関しては生のものより栄養価がかなり落ちているということを認識すべきです。イルカでさえそうなのですから、人間もビタミンとミネラルを補給すべきです。

ここでさらに脱線するかもしれませんが、地球温暖化でダメージを受けているのが実は小麦などの穀物です。収穫量の減少ではありません。含んでいる栄養価にダメージを受けているということなのです。温暖化が進んだことで、穀物の本来持っているたんぱく質や脂肪、ミネラルがかなり減っていることが報告されておりました。

　つまり穀物を摂っても単に血糖値が上がるだけで、ほかの栄養を摂取することを期待できなくなっているのです。ですから食材そのものの理由からも、余計に血糖値が上がりやすくなっているのだと思います。

　もうひとつ炭水化物ダイエットにおける重要なポイントを述べます。かなり大事なポイントなので、しっかりと理解してください。

　人間のそもそものエネルギーとは何でしょうか。

　ご存じない方がほとんどだと思います。実はATP（アデノシン3リン酸）といわれるものです。これが人間を動かしている全てのエネルギーなのです。

　これを合成しているのが一個一個の細胞のなかにあるミトコンドリアと呼ばれる組織です。ATPは炭水化物や脂肪、たんぱく質から合成されますが、炭水化物を減らしてゆくと、たんぱく質と脂肪のみからATPを合成するようになり、ミトコンドリアに負荷がかかってきます。そこで、ミトコン

ドリア自体の活性を上げるのに使われるのが実は鉄を中心としたミネラル群です。特に鉄が非常に大切です。

　それによりどうしても身体の中の鉄が不足してくるのです。これはちなみに、血液検査でよく表示されている Hb（ヘモグロビン）ではわかりません。ヘモグロビンは赤血球の中にあるたんぱく質とくっついている鉄なので、これとはまったく別の、血液中にある細胞が自由に使える鉄、血清鉄と呼ばれるものです。これが不足しがちになりますので、炭水化物制限の際は必ず医師にかかって測定してください。不足してくると身体の動きそのものが悪くなりますので必ず内服で鉄を補給してください。どうしても鉄剤が苦手な方は、鉄分を多く含む食材、例えばレバーやイワシなどの青魚を積極的にとってください。

　せっかく糖尿病が良くなって動脈硬化症も良くなったのになんとなく元気が出ない、それでは治療している意味がありません。この鉄不足については忘れがちですが、とても重要なポイントですので、ぜひ覚えておいていただきたいです。以上食材についていろいろと述べてきましたが、人間が健康に生きるためにはやはり食事が一番大切です。医食同源、昔の人はうまいことを言ったものです。

153

土田　博夫 (つちだ　ひろお)

昭和58年愛媛大学医学部卒業。滋賀医大耳鼻咽喉科医局入局。昭和59年洛和会音羽病院耳鼻咽喉科医長。昭和61年高島市民病院耳鼻咽喉科医長。平成７年医療法人土田医院開業、院長。耳鼻咽喉科医師として地域医療に携わる傍ら、動脈硬化専門治療を積極的に行い、現在に至る。

【学位】
平成６年、滋賀医大、博士号（内耳研究）
めまいの基礎的研究である「眼球偏位のトポマッピング」

【関連学会】
日本耳鼻咽喉科学会専門医
眩暈平衡科学会会員
日本顔面神経学会会員
日本動脈硬化学会会員
日本高血圧学会会員
抗加齢学会会員

【著書】
『すべての病気の根本に動脈硬化あり』（東京図書出版）

糖尿病は動脈硬化を治療すれば治る

2019年12月31日　初版第1刷発行
2021年9月10日　第2刷発行

著　　者　土田博夫
発行者　中田典昭
発行所　東京図書出版
発行発売　株式会社 リフレ出版
　　　　　〒113-0021　東京都文京区本駒込 3-10-4
　　　　　電話 (03)3823-9171　FAX 0120-41-8080
印　　刷　株式会社 ブレイン

© Hiroo Tsuchida
ISBN978-4-86641-295-5 C0047
Printed in Japan 2021
落丁・乱丁はお取替えいたします。

ご意見、ご感想をお寄せ下さい。

［宛先］〒113-0021　東京都文京区本駒込 3-10-4
　　　　東京図書出版